Antes de ser domada

El regreso al Poder y Lujo Interior
Pia Feddersen

Three Dots Press

Antes de ser domada – El regreso al Poder y Lujo Interior
Título original: *Before She Was Tamed – A Return to Quiet Power & Luxury*

Más información:
www.BeforeSheWasTamed.com

Contents

Diseño de portada Temitope
@pro_design190

Imagen de portada
basada en una fotografía
de la autora,
tomada en Wynwood, Miami
2025
Artista callejero original
desconocido.

Si conoces
al artista,
por favor contáctame
para poder
reconocer
su trabajo

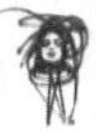

Un Manifiesto Silencioso

Recordamos
quiénes fuimos
antes de que el mundo
nos dijera que debíamos comportarnos

Antes del silencio,
antes del molde,
antes de que nos suavizaran
para encajar en un sistema
que jamás sostuvo
nuestra alma

Este es un regreso,
una rebelión silenciosa,
no de ruido sino de profundidad,
no de furia sino de raíz,
no de rendición sino de suavidad,
sin disculpas
e imparable

Creemos en la elegancia
que no se dobla,
en el lujo que nace desde adentro,
en el feminismo que susurra
como el viento a través del linaje,
en la naturaleza como espejo,
en el silencio como poder,
y en la hermandad
como hechizo

Esto no es solo una guía,
es una llave
hacia algo antiguo,
hacia la mujer
que fuiste
antes
de ser domada

Y el mundo,
ella está lista
para
despertar

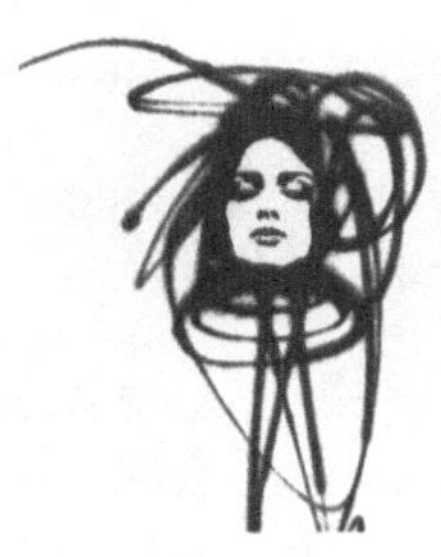

Intro

forord

Si crees que el lujo es solo para los ricos, estás equivocada:

> "Un estilo de vida de lujo es mucho más que simplemente entregarse a cosas caras. Es una filosofía – una forma elevada de pensar, de ser y de vivir... La búsqueda de un estilo de vida de lujo se extiende más allá del ámbito de las meras posesiones; es un esfuerzo deliberado y calculado por mejorar la calidad de vida en general."

Viveura

¿Te gustaría despertar cada mañana sintiéndote radiante y en paz con la vida?

Este libro explora cómo tú, como mujer moderna, puedes reclamar una vida lujosa en el espíritu del concepto danés *Stille Luksus* (Lujo Interior). Con pequeños cambios diarios, puedes crear una vida que se sienta rica, no por lo que posees, sino por lo profundamente plena que te sientes. Sin importar tu nivel de ingresos.

La inspiración para este libro nació al mudarme primero a México y, algunos años después, a Estados Unidos. Una mujer nativa entabló conversación conmigo en un bar. Notó mi acento y exclamó con entusiasmo que, cuando venimos de otra cultura, tenemos la responsabilidad de inspirar al nuevo país que nos acoge con la sabiduría de nuestra tierra natal.

Me pareció una forma hermosa de ver el encuentro entre culturas, así que empecé a pensar en lo que yo podía aportar.

Mi país, Dinamarca, está formado por unas 400 islas, de las cuales solo 80 están habitadas por seis millones de personas. Entonces, ¿cómo puede un país tan pequeño inspirar al mundo? Tal vez hayas escuchado que los daneses están entre las personas más felices del planeta.

También está la inspiración de los cuentos mágicos de Hans Christian Andersen. La mayoría de los daneses crecen en ese mundo encantado de maravillas, donde los héroes enfrentan dificultades antes de transformarse en versiones más fuertes y resilientes de sí mismos.

Y en nuestra época, la antorcha ha pasado a los narradores modernos: los cineastas daneses del movimiento *Dogme 95*, quienes cambiaron los cuentos de hadas por la verdad, invitándonos a mirar la crudeza que yace bajo la superficie de la vida cotidiana.

En los últimos años, el concepto de *hygge* también ha ganado atención mundial. Se traduce libremente como "comodidad consciente" y busca traer más momentos de calma y disfrute a la vida. A esto se suma el hecho de que los daneses viven y respiran el minimalismo, un valor que contribuye al Lujo Interior, incluso para quienes tienen ingresos limitados.

El título de este libro está inspirado en todas las mujeres brillantes y únicas que he conocido a lo largo de mi vida, y en todos los hombres que saben sostener un espacio para ellas. Hombres que no temen, sino que abrazan el Poder Interior y la fuerza natural de la mujer. Igualmente, está dedicado a todas las mujeres que apagan su luz porque han sido moldeadas para creer que el mundo no puede soportar a una mujer fuerte. Es hora de levantarnos en nuestro Poder Interior.

Aunque este libro se basa en experiencias reales, algunos nombres han sido cambiados por respeto a las personas involucradas.

Al principio, no estaba segura de cuánto de mi propia historia estaba dispuesta a compartir. Pero en algún momento comprendí que la vulnerabilidad es una de nuestras mayores fortalezas femeninas, y ocultarla no le sirve a nadie. Cuando nos atrevemos a decir la verdad, creamos espacio para que otras también lo hagan. Así es como ascendemos juntas.

El mundo está listo para que las mujeres reclamen su poder. No podemos disfrutar verdaderamente de los pequeños lujos de la vida si entregamos nuestro poder.

Si te cuesta levantarte por la mañana y enfrentar el día, no estás sola. Si sientes que no estás aprovechando tu vida al máximo, probablemente sea momento de hacer algunos cambios.

Te invito a soltar las expectativas del mundo que te rodea y a escuchar la voz de tu espíritu indómito. Reconéctate con la versión de ti que nunca fue rota, que nunca se dobló para encajar. Desde ese lugar de Poder Interior, todo comienza a transformarse.

A medida que avances por cada capítulo con honestidad y valentía, cuando llegues a la última página, ya no estarás cargando las preocupaciones de siempre:

◆ tus finanzas
◆ tu salud
◆ tu apariencia
◆ la Madre Tierra

Porque recordarás: el poder vive dentro de ti.

La realidad es que las mujeres disponen de menos tiempo para sí mismas y suelen priorizar el cuidado de los demás. Este libro busca devolverles parte de ese tiempo precioso, junto con ese toque de lujo que hace que te ilusione el día por venir. Con pequeños ajustes, podrías sentirte más ligera, con más energía y felicidad, y eso puede abrir la puerta a cambios más profundos.

¿Lista para una aventura?

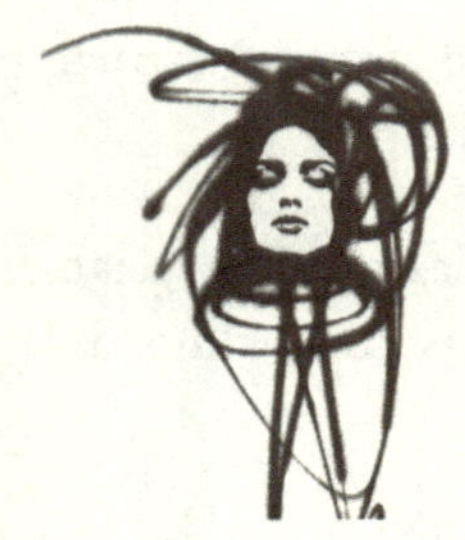

Cómo leer este libro

meta

Antes de ser domada – el regreso al Poder y Lujo Interior no encaja perfectamente en un solo género, y eso es intencional. La vida no sigue un único camino, y este libro tampoco.

Piensa en este libro como una caminata que hacemos juntas: un sendero serpenteante con pausas para observar, reflexionar y disfrutar. No necesitas leerlo de una sola vez ni en orden. Cada capítulo puede sostenerse por sí mismo, como una piedra a la que puedes subir cuando te sientas lista.

Algunas ideas pueden resultarte familiares; otras quizá te desafíen. Eso forma parte del viaje.

Sobre todo, permítete tomar lo que resuene y dejar el resto. No se trata de perfección, sino de descubrir lo que te trae energía, libertad y alegría. Si en algún momento sientes que estoy sentada frente a ti, compartiendo una taza de café, así exactamente me gustaría que lo leyeras.

Tiene dos partes: historias reales para inspirarte y reflejar tu propio camino, y herramientas prácticas para ayudarte a traer más Poder Interior y Lujo Interior a tu vida cotidiana. En mi experiencia, esta mezcla de comprensión interna y acción en el mundo real puede conducir a cambios profundos y duraderos: no solo en cómo piensas, sino en cómo vives.

Quiero enfatizar que todas somos mujeres diferentes con necesidades distintas, así que siéntete libre de elegir lo que te resulte relevante ahora mismo. Que sea una experiencia, no un manual de reglas.

En cada capítulo encontrarás preguntas para reflexionar, o incluso para escribir, si así lo deseas. También hay una sección donde puedes estimar el tiempo y el dinero que podrías ahorrar al cambiar ciertos hábitos. Si un capítulo aborda un área en la que ya tienes buenos hábitos, simplemente felicítate.

Al final del libro, podrás sumar esos ahorros y decidir en qué te gustaría invertir ese tiempo y ese dinero como un regalo especial para ti. Puede que te sorprenda cuánto podrías destinar a algo verdaderamente lujoso.

Las cifras monetarias de este libro están expresadas en dólares estadounidenses como referencia. Ajusta los ejemplos a tu propia moneda y contexto.

Cuando hice los cálculos para mi pareja y para mí, descubrimos que ahorramos más de 31.000 dólares al año gracias a hábitos enraizados en esta filosofía danesa.

En mi lengua materna decimos: *"Mange bække små giver en stor å."* En español sería algo como: *"Grano a grano, se hace el granero."* Metafóricamente, significa que pequeñas acciones, sumadas con el tiempo, pueden dar lugar a algo grande.

Somos mujeres con vidas muy distintas, así que voy a enfocarme en *ti*. Esta es tu vida, ya sea que formes parte de una familia, seas soltera o hayas elegido un estilo de vida alternativo. Sé sanamente egoísta: si estás en reserva, no tendrás la energía para vivir a plenitud.

La intención aquí es inspirarte; si sientes que algunas ideas o sugerencias no son realistas en tu situación, considera si existen soluciones similares. El crecimiento nace de desafiar tu zona de confort, y eso es único para ti.

Los ejemplos de precios y ahorros de este libro se basan en promedios de Estados Unidos. Ajusta las cifras a tu propio país - lo importante es descubrir cuánto puedes liberar cuando vives con más conciencia y placer.

Cualquier marca específica mencionada en este libro aparece únicamente porque es mi preferencia personal. No recibo comisiones ni compensación de estas compañías. Las destaco simplemente para compartir artículos que, en mi opinión, encarnan esa sensación placentera de Lujo Interior.

Cuando investigué el término *Quiet Luxury* (Lujo Interior), encontré un artículo muy esclarecedor en la revista norteamericana de estilo de vida Viveura. Encontrarás citas de ese artículo en los capítulos relevantes y, al final del libro, la referencia completa en inglés. Todas las citas han sido traducidas al español por mí.

Entonces, ¿estás lista para recuperar tu poder y ahorrar miles?

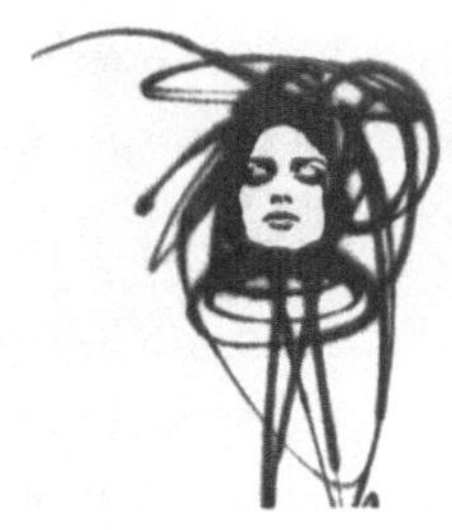

Lujo Interior

Stille Luksus

¿Qué pasaría si te dijera que no es exactamente cuánto lujo tienes en tu vida, sino la percepción de lujo lo que te hace más feliz y más plena?

Mi amiga Chi es de Huế, Vietnam. La conocí cuando abrió su salón de belleza en Copenhague hace algunos años. Yo también acababa de iniciar mi propio proyecto, y conectamos con champaña y sueños sobre el futuro. Ahí mismo decidimos que viajaríamos juntas a Vietnam con los primeros ingresos reales de nuestro emprendimiento.

Pasarían años antes de que eso sucediera, pero finalmente nos fuimos tres semanas a Vietnam: yo conocería a su familia y recorreríamos su país.

Los años previos a ese viaje me fueron revelando lo difícil que había sido la vida de Chi. En muchos sentidos, esta es una versión real de un cuento de Hans Christian Andersen: *Den Grimme Ælling* (El Patito Feo).

Cuando era niña, Chi pedía limosna con su abuela en las calles de Huế. Me describió cómo se paraban frente a un hermoso hotel de 5 estrellas y veían entrar y salir a personas adineradas con vestidos de seda coloridos y trajes costosos. Me contó cómo esas personas a menudo reían con una despreocupación que rara vez escuchaba en su casa.

El edificio del hotel se alzaba sobre Chi y su abuela, dándoles sombra del sol abrasador. A veces, personal amable con uniforme les llevaba algo de comer o beber desde la cocina. Esto ocurrió durante buena parte de la infancia de Chi, día tras día. Ella se juró que algún día se hospedaría en el último piso de ese hotel, con vista al río.

En 2013, ese sueño se volvió realidad cuando llegamos en taxi desde el aeropuerto, tras un largo viaje desde Copenhague. Nunca olvidaré cuando se bajó del taxi, con los ojos muy abiertos, y entró en el enorme y elegante lobby con la espalda recta y un aire de propósito. Al llegar al ornamentado mostrador de registro, dijo su nombre.

El anfitrión nos saludó con extrema cortesía, como dicta la cultura vietnamita, y explicó las usuales formalidades. Yo percibía que Chi no escuchaba nada, pero se mantuvo serena. Imagino que recordaba a aquellas personas ricas de su infancia, y ya estaba en personaje.

Cuando por fin subimos al elevador con el botones, no pudo contenerse más: una gran sonrisa iluminó su cara. Ese sueño llevaba más de veinte años gestándose. Al oír el ding y entrar a la habitación, una ventana de piso a techo reveló el río brillando con la luz de la mañana, serpenteando plácido bajo nosotras.

Miramos alrededor con asombro, apenas atendiendo mientras el botones nos mostraba las funciones de la habitación. En cuanto salió, con una propina generosa en la mano, Chi soltó un pequeño grito de alegría y saltó sobre una de las camas queen. Bailó por la habitación mientras yo hacía estallar la botella de champaña que nos esperaba. Casi derribo una hermosa lámpara de cerámica esmaltada junto a su cama.

Incluso ahora, al escribirlo, me brotan lágrimas felices. Las cinco noches que nos quedamos ahí, antes de viajar al sur, nos vestimos con nuestras mejores prendas y saboreamos cada instante. Hasta fuimos a una sastrería a que nos ajustaran vestidos de seda.

El desayuno buffet fue de los mejores que he probado: sopas de hierbas, panes y dulces recién horneados, y mucho más. Aprovechamos todos los servicios del hotel, y el conserje nos consiguió una reserva en un restaurante gourmet para el último día.

Para nuestra sorpresa, al regresar de aquella comida exquisita había dos monjes, con sus túnicas naranjas, en el lobby. Uno de ellos tocaba el piano. Chi los miró con los ojos muy abiertos y exclamó: "¡Es una señal!".

Nos acomodamos en uno de los sofás gigantes cercanos y pedimos un cóctel al mesero que rondaba por ahí. Mientras esperábamos, Chi —ferviente budista— se acercó con humildad a uno de los monjes y le habló en su lengua. Yo observé, maravillada, cuando ambos se arrodillaron sobre el piso de piedra y rezaron juntos, con la cabeza inclinada. En ese instante sentí una alegría pura por Chi: había alcanzado uno de sus sueños más grandes.

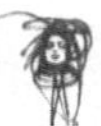

Cuando comparo esta historia con un cuento de Andersen, es porque Chi atravesó mucho antes de llegar a ese sueño.

Es la segunda más joven de cinco hermanas. Su padre y su hermano murieron en un accidente automovilístico cuando ella tenía apenas cuatro años. Así terminó pidiendo en las calles con su abuela.

Sus hermanas, mayores, la molestaban constantemente y le decían que era fea. Sin tregua, le repetían que era muy bajita, que su piel era muy oscura, que era demasiado tímida. Ya de adolescente, la habían convencido de que nunca conocería a un hombre.

Ayudaba a su hermana mayor en el salón cuando entró un joven danés, tímido, de cabello rubio fresa, a cortarse el pelo. Las hermanas se reían y susurraban porque él usaba un audífono y parecía un poco torpe. No era seguro de sí mismo como los chicos vietnamitas que solían ir al salón. Con timidez, intentó hablar con Chi en inglés, pero ella entendía poco. Trató de explicarle, con gestos, que trabajaba en una obra por la zona.

Durante medio año, él volvió cada quince días a cortarse el cabello. Para sus hermanas era obvio que estaba interesado en la Chi de 17 años, nadie necesita un corte tan seguido. Insistieron en que saliera a tomar café con él, a quien ya conocían como Peter. Aseguraban que era su única oportunidad de conseguir marido. Chi accedió, aunque el chico torpe no le interesaba mucho.

Así fue como Chi terminó mudándose a Dinamarca con Peter un año después. Él tenía cinco años más y vivía con sus padres, en la zona rural. Al llegar al invierno danés, Chi sintió que estaba en otro planeta. Consiguió rápido un trabajo en una fábrica cercana y mandaba dinero a su mamá; poco después quedó embarazada.

Cuando la conocí en Copenhague, su hija tenía cuatro años y Chi había convencido a Peter de apoyarla para abrir su salón de belleza. Más tarde me confesó que fueron años duros, lidiando con sus suegros y reforzando la autoestima de Peter para que terminara una ingeniería; así podrían independizarse.

La vida nueva en la gran ciudad también trajo un divorcio, tras los primeros años en Copenhague. Chi simplemente lo superó. Halló el valor para romper el círculo de dependencia.

Había visto en carne propia cómo su mamá lo perdió todo cuando faltó el sostén de su esposo. Chi se abrió camino, libre. Años después, al visitar de nuevo a su familia, su mamá nos mostró, orgullosa, la casa hermosa que había construido con el dinero que Chi enviaba cada mes.

A Chi apenas le quedaba un leve acento del sur de Dinamarca. Soltando el control social de su crianza y de la vida rural, fue creciendo hasta convertirse en un cisne blanco, dejando atrás sus años de "patito feo" y desplegando las alas. Como en los cuentos, se volvió resiliente a través de sus experiencias. Volvió a sí misma, antes de ser domada.

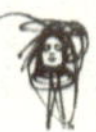

Chi me ha enseñado mucho sobre disfrutar la vida cada día.

A menudo sumamos pequeños lujos: compartir frutos rojos y vino en el muelle cerca de su departamento de alta gama; ir al mejor sushi de la ciudad con una vista preciosa; explorar la noche de Copenhague, sin concesiones, y coqueteando con la vida —y con los chicos—. Me recuerda que las mujeres no estamos hechas para ser domadas. Estamos hechas para crecer y convertirnos en cisnes blancos.

Ahora que conoces la historia de Chi, ¿coincides en que no es exactamente cuánto lujo tienes, sino cuánto lujo sientes lo que te hace más feliz?

En el caso de Chi, pasó de pedir en las calles a poder pagar un hotel de 5 estrellas. Es un gran ejemplo de cómo la sensación de lujo importa más que la cantidad de dinero.

Si desde niña te acostumbraste a vacaciones caras porque tu familia tiene recursos, ese hotel de 5 estrellas es tu línea base: no tiene nada de especial.

Esto podría explicar por qué las personas muy adineradas no siempre son más felices que quienes tienen ingresos más modestos. A menudo cargan una presión enorme por mantener esa línea base: hospedarte en hoteles de 3 o 4 estrellas no te da placer si estás acostumbrada a un nivel superior de calidad y servicio.

Vivir con lujo es para todas. No se trata de exceso, sino de elección:

> "Si deseas vivir un estilo de vida de lujo interior, simplemente adopta una mentalidad de lujo, siendo consciente de en qué inviertes tu tiempo, tu dinero y tu energía. Persigue solo lo mejor, según tu propia definición... La búsqueda de un estilo de vida de lujo va más allá del ámbito de las simples posesiones; es un esfuerzo deliberado y calculado por mejorar la calidad general de la vida..."
>
> Viveura

Parece haber un fenómeno cultural global: llegar al millón y entonces ser feliz. Sin embargo, los estudios muestran que es más complejo. Como era de esperarse, la comodidad y la seguridad pesan mucho: la tranquilidad de saber que, si pasa algo inesperado, tú y los tuyos estarán bien.

En Dinamarca, estamos un poco obsesionados con lo que hace feliz a la gente, porque hemos estado muchos años en la cima de la lista de los países más felices del mundo. Actualmente, Dinamarca ocupa el segundo lugar despúes de Finlandia, según *World Population Review*. La comunidad y el sentimiento de inclusión son parte de las razones. Cuando hablo con extranjeros sobre su visita, suelen describirla como salida de un cuento de Andersen.

En Escandinavia, el sistema cubre tu base: la atención médica es gratuita; si pierdes el trabajo, estás asegurada; y todo el mundo tiene al menos cinco semanas de vacaciones pagadas. Si tienes hijos, la guardería está ampliamente subvencionada, y la educación superior es gratuita. Eso borra mucho del estrés cotidiano, ¿no?

Las mujeres suelen tener más educación que los hombres, y en muchos trabajos de alto nivel —médicas, abogadas, directivas— encontrarás mujeres abriendo camino. ¿Por qué? Porque aquí las mujeres no están forzadas a escoger entre carrera y familia. Muchas esperan para tener hijos hasta consolidar sus carreras, y el sistema apoya esa decisión. Sin embargo, los salarios no siempre acompañan el nivel educativo —volveré a esto más adelante—.

Si de algo se trata, es de apuntar primero a un ingreso anual que cubra lo básico y te dé paz mental. Después, enfocar la libertad de buscar experiencias y objetos de calidad que te brinden esa sensación de lujo cotidiano, más alcanzable que la meta esquiva de los millones.

Si a eso le sumas los miles de dólares que ahorrarás siguiendo los consejos sencillos de este libro, aun ganando menos podrás incorporar elementos de lujo que harán tu vida mucho más disfrutable.

Otra cosa a considerar: la vida diaria de la gente con altos ingresos puede estar llena de exigencias y estrés, según su trabajo y sus gastos. Si casi no tienes tiempo libre y cargas con una gran casa y un estilo de vida que pide más dinero, no es raro que la vida despreocupada se sienta lejana. Si, como mujer, te casaste con alguien adinerado, quizá sin querer cediste parte de tu poder. Es momento de recuperarlo.

Una vez más: la riqueza percibida importa más que lo que realmente tienes. Así que empecemos a soñar despiertas con una vida en lujo, y llevemos esos sueños a la acción. Y asegurémonos de sumar tiempo de calidad a esa ecuación.

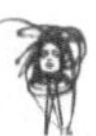

Ahora, enfoquémonos en cuánto lujo podemos exprimir en tu semana. Cómo lograr comodidad, placer y plenitud no solo en fines de semana o vacaciones, sino también entre semana.

Ejemplos de Lujo Interior para mí:

- El ritual de despertar y preparar un cortado en la máquina de espresso, como barista.

- Leer un libro de mi autora favorita mientras espero su nuevo lanzamiento.

- Vestir un kimono espectacular de seda pura, combinarlo con aretes largos de plata, un toque de maquillaje y sentirme como una estrella.

- Satisfacer todos mis sentidos con una comida de autor en un restaurante *farm-to-table* y buena compañía.

- Abrir un cuaderno nuevo, limpio y nítido: un lienzo en blanco para ideas, pensamientos y planeación.

- Acurrucarme pegadita a mi pareja en la cama.

- Tener un día en casa después de una semana ajetreada para vivir despacio: sin expectativas, puro *hygge*.

- Compartir una botella de vino con una amiga y hablar de nuestros mundos —reír y llorar.

- Consentirme en el salón y salir convertida en una mejor versión de mí misma, sintiéndome hermosa.

- Un masaje de tejido profundo de 90 minutos: dolor y placer, ir hondo.

- Andar en bici, sentir el sol en la piel y el viento en el cabello, respirar aire fresco.

- Bailar durante horas y sentir que el cuerpo despierta.

- Disfrutar un cóctel de autor: sabores increíbles y esa serenidad chispeante del buen alcohol.

Ahora te toca a ti: ¿qué es Lujo Interior para ti?

Si disfrutas la sensación de la pluma sobre el papel, comienza un cuaderno nuevo para tus reflexiones. O, si prefieres un espacio digital, explora **www.bef oreshewastamed.com/paginaslibres**—un hermoso diario digital donde cada pregunta de este libro te espera reunida en un solo lugar inspirador.

-

-

-

-

-

-

-

-

-

¿Te sorprendió algo en tu lista?

Observa que el Lujo Interior tiene mucho que ver con contrastes. No puedes comprar amigas ni buena compañía. Esa botella de vino solo tiene valor porque la compartes y porque no ocurre a diario.

El secreto es buscar algo especial que te entusiasme. Por ejemplo, atesoro mi espresso matutino sabiendo que, por mi sensibilidad a la cafeína, es el único del día. Es un contraste con "lo que más hay" en mi vida, y un testimonio de mis valores. Más sobre esto más adelante.

Los estudios muestran que comprar experiencias da más placer que comprar cosas. Así que prioriza vacaciones y experiencias cotidianas con tus seres queridos: salir a bailar, recoger castañas en el bosque otoñal, ir al cine o disfrutar una comida deliciosa. Agrega algo a tu lista que te haga sentir libre y viva.

Si compras cosas todo el tiempo, el placer disminuye. Lo que no necesitas se vuelve trasto, y eso, a su vez, se convierte en estrés.

Esto también puede explicar, en parte, por qué los escandinavos son más felices que el promedio. El minimalismo está grabado en nuestra forma de vivir; en efecto, compramos menos. Y, por el invierno largo y oscuro, tendemos a viajar solo para sentir el sol en la piel. Puedes imaginar el placer que es escapar del frío por una o dos semanas y estar descalza en la playa.

Si sueles comprar cosas en línea, detente un momento a pensar: ¿qué tienes en casa que terminó siendo *clutter*?

Si, en promedio, compras por 40 dólares al mes, ahorrarás 480 dólares al año que podrías dedicar a experiencias. Si lo deseas, escribe tus ahorros en la moneda que sea relevante para ti:

¿Cuánto dinero estimas que gastaste en *clutter* el último año? $_______

¿Cuánto estimas que podrías ahorrar en un año si compras menos cosas en línea? $_______

¿Cuánto tiempo podrías recuperar en un año comprando menos cosas que no añaden verdadero lujo a tu vida? _______ horas

Si usas **Las Paginas Libres** como tu diario, puedes anotar tus ahorros estimados de tiempo y dinero a medida que avanzas por los capítulos. Al final, te mostrará la suma total, en blanco y negro, de cómo incluso los cambios más pequeños liberan tiempo y recursos. Ahorros que podrás redirigir hacia algo realmente significativo: un regalo lujoso para ti.

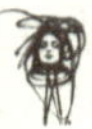

¿Y qué tal el arte, casi perdido, de ahorrar para algo especial?

Ese kimono de seda pintado a mano por el que ahorré y vigilé hasta que estuvo en oferta. Cuando abrí el paquete elegante y encontré el kimono envuelto en papel de seda crujiente, tras meses de espera, la espera fue, en realidad, la mitad de la alegría. Como no lo compré a crédito, puedo usar ese regalo especial para mí con satisfacción. ¡Y combina perfecto con un cóctel de autor en la mano!

Mira tu lista y siéntete libre de editar o añadir más ejemplos si lo deseas. Luego considera esto:

¿Cómo puedes traer más Lujo Interior a tu vida?

Si pudieras diseñar un ritual diario de Lujo Interior, ¿cuál sería?

Al mirar tu lista, ¿se trata del dinero o de las pequeñas cosas? ¿De los contrastes?

¿Hay algo especial para lo que te gustaría ahorrar?

¿Dónde puedes recortar para encontrar el dinero para eso?

¿Estás segura de que realmente lo quieres, o puedes obtener la misma sensación de lujo de otra manera?

¿Qué objeto te arrepientes de haber comprado —y qué lección te dejó?

Si pudieras hacer algo pequeño ahora mismo para experimentar esa sensación de Lujo Interior, ¿qué sería? ¿Cómo se sentiría?

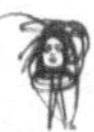

¿Cómo se siente dar tus primeros pasos hacia una vida de Lujo Interior? ¿Percibes la marea oculta dentro de ti empezando a elevarse?

Sea cual sea tu situación, espero que ya estés descubriendo que el verdadero poder y el verdadero lujo son posibles incluso con un presupuesto limitado. Deja que este libro sea tu guía: lo mejor está por venir.

Si necesitas apoyo con estas reflexiones, puedes considerar usar ChatGPT. Si eres nueva en esto, en el próximo capítulo te daré indicaciones para comenzar de la forma más sencilla.

Si ya lo usas, te dejo una sugerencia. Aun así, tú sabes qué es relevante para tu vida única, así que te animo a empujar los límites de esta tecnología.

Hice la siguiente *prompt*:

"Imagina que eres la asistente personal de una mujer moderna. ¿Cómo la ayudarías en su camino hacia un mayor Lujo Interior?"

ChatGPT respondió:

"Si yo fuera la asistente personal de una mujer moderna en su camino hacia un mayor lujo interior, adoptaría un enfoque de múltiples capas que combine la practicidad, la elegancia sutil y la nutrición emocional."

Entre otras cosas, sugirió filtrar prioridades:

◆ gestionar su calendario para dejar espacio a la reflexión y la creatividad

◆ reducir el ruido de compromisos de bajo valor

◆ llevar un diario sobre lo que Lujo Interior significa para ella

◆ recordatorios diarios de que el lujo trata de autoestima y discernimiento, no de etiquetas de precio

◆ crear un rastreador mensual para trasladar el gasto de clutter a experiencias

Esto es para darte una idea de cómo, al asignarle a ChatGPT el rol de asistente personal, puede ayudarte a ahorrar tiempo y dinero. Con el tiempo te irá conociendo, y cuanto más específica seas, mejor. Recuerda que tiene acceso a una cantidad impresionante de información.

Si surgen reflexiones extra, anótalas aquí:

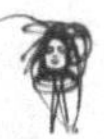

El Lujo Interior no es solo una idea: es algo que puedes construir, día a día. Para facilitarlo, el próximo capítulo presenta algunas herramientas simples que yo misma uso para convertir la inspiración en acción. Si eres nueva en IA, no te preocupes: te mostraré cómo empezar de la manera más fácil posible.

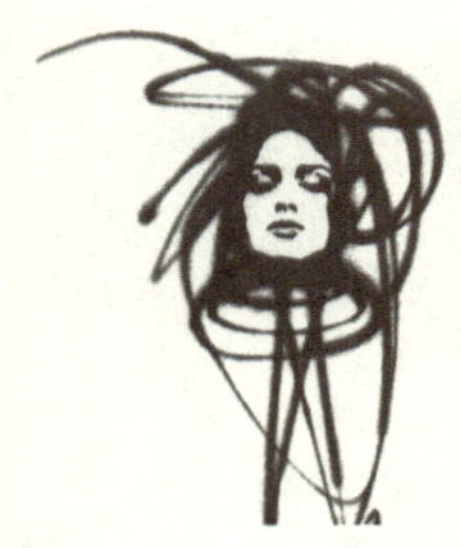

Herramientas

værktøjer

Todo cambio es más fácil con apoyo.

Parte de ese apoyo es interior: tus valores, tu ritmo, tu Poder Interior. Otra parte son herramientas externas que te ayudan a pensar, planear y mantener el rumbo cuando la vida se pone ocupada.

Para crear cambios duraderos en tu vida, empecemos por elegir con cuidado algunas herramientas útiles. Si eres como yo, comienzas con mucha fuerza y, con el tiempo, los nuevos hábitos empiezan a perderse. Las herramientas que menciono aquí marcan una diferencia diaria en mi vida, y quizá también la marquen en la tuya.

Tomemos el control de nuestros teléfonos y de las herramientas que pueden ser para cultivar más Poder Interior y Lujo Interior.

Este libro **no** está escrito por IA, sino por una humana, con todas las luces y sombras de una vida bien vivida. Lleva las huellas de mis experiencias reales: desde mañanas silenciosas con un cortado hasta transformaciones profundas encendidas por la lucha y la belleza. Dicho esto, mi ChatGPT se ha convertido poco a poco en una asistente valiosa.

Vivimos un tiempo fascinante en el que la IA puede ser útil. Cuando se trata de pensar en grande y explorar posibilidades tecnológicas, Estados Unidos es una inspiración para Dinamarca y para el resto del mundo. Te recomiendo usar bien estas herramientas de IA, sin olvidar tu criterio.

Abrazar la IA no es inclinarse ante una máquina, es reclamarla como herramienta de libertad. Las mujeres podemos usarla para diseñar nuestros negocios, expresar nuestras voces, organizar nuestras comunidades y multiplicar nuestro impacto sin pedir permiso.

Guiada por el Poder Interior, la IA deja de ser otra invención patriarcal y se convierte en un instrumento de liberación. Puede ser nuestra asistente, nuestro amplificador, nuestra aliada: un espejo que entrenamos para reflejar inteligencia femenina en lugar de borrarla.

GPT

Si aún no lo has hecho, te invito a darle la bienvenida a ChatGPT, o a un acompañante de IA similar, en tu ritmo diario. Ajústalo a tus necesidades. En el contexto de este libro, no se trata solo de ahorrar tiempo o dinero (aunque puede hacer ambas cosas), sino de invitar una sensación de Poder Interior a tu vida.

Al final de cada capítulo encontrarás una sugerencia sobre cómo usar ChatGPT. Si no estás familiarizada con la IA, no te preocupes: no necesitas ser técnica. Imagina una asistente reflexiva con la que puedes conversar, que te ayuda a generar ideas, organizar pensamientos o darte un pequeño impulso cuando lo necesitas.

Mi intención aquí no es involucrarte en la tecnología, sino ofrecerte una presencia calmada y de apoyo a la que puedas acudir cada vez que necesites claridad.

Lo que hace valiosas a herramientas como ChatGPT no es solo lo que saben, sino cómo alivian la carga mental que llevamos. Liberan espacio emocional y mental para lo que realmente importa: el placer, la presencia, la creatividad.

Pueden ser perspicaces, equivocarse a veces y resultar maravillosamente colaborativas. Si algo no te convence, simplemente pídele que profundice o que explique de dónde proviene su información.

Empieza de forma sencilla. Explóralo de la manera que te resulte más natural. Con el tiempo, tal vez descubras que empiezas a moldear el tono, el estilo o incluso la personalidad de tu asistente, hasta que se sienta intuitiva, casi como una guía que entiende tu forma de pensar. Yo incluso le puse un nombre y una actitud lo suficientemente audaz como para desafiarme e inspirarme.

Imagina a mujeres en todas partes usando ChatGPT no solo para encontrar respuestas, sino para diseñar sus días, planear sus finanzas, redefinir sus carreras o crear más espacio para la alegría. Se vuelve menos una herramienta de búsqueda y más una herramienta de creación. Eso es el Poder Interior en acción.

Y, en verdad, tu imaginación es el único límite. Si Hans Christian Andersen siguiera vivo, creo que estaría fascinado, como si La Sirenita misma hubiera salido del mar para explorar un mundo lleno de maravillas más allá de todo lo que pudo imaginar. Hoy podemos doblar la realidad un poco, y añadirle un destello de magia

Las Páginas libres

Las Páginas libres están ahí para cuando quieras ir más lejos. Fueron creadas como una forma moderna de escribir y reflexionar, diseñada para trabajar con nuevas tecnologías, de modo que tus reflexiones puedan convertirse en algo más.

La psicología nos muestra que los hábitos se vuelven más fuertes cuando se atan a la identidad. Cada vez que escribes, ensayas una nueva identidad: una en la que tus elecciones y rituales están alineados con la persona en la que deseas convertirte. Así, la reflexión se transforma en conciencia, la conciencia en acción, y la acción en cambio duradero

Tienes tres opciones:

Primera opción: El enlace abre un documento digital vivo y hermoso: un espacio donde puedes explorar y escribir tus respuestas a las mismas preguntas que aparecen en este libro.

Segunda opción: Si deseas ir un paso más allá, puedes elegir una versión lujosa de Las Páginas libres. Aquí encontrarás preguntas adicionales diseñadas para profundizar. Esta es escritura reflexiva para el futuro.

Al entrar en ella, no estás usando la IA solo como un motor de búsqueda, sino invitándola a convertirse en un espejo de tu vida. Serás de las primeras en experimentar cómo la tecnología puede ayudarnos a vernos con mayor claridad.

Ambas opciones están aquí: www.beforeshewastamed.com/paginaslibres

Tercera opción: da un paso hacia una experiencia verdaderamente única. Si deseas ir hasta el fondo, puedes compartir tus respuestas conmigo, y yo las transformaré en tu propia edición personal de *Antes de ser domada*.

Tu propio Relato de Heroína, inspirado en Hans Christian Andersen, te coloca en el centro de la historia: aprendiendo, elevándote y regresando a ti misma. Cada capítulo se reescribe como tu viaje de regreso a tu esencia, con cada página tejida a partir de tus reflexiones y deseos, reflejados de vuelta hacia ti.

Este libro único en su tipo termina con un momento de puertas corredizas, invitándote a elegir tu siguiente camino. Una edición a medida, creada como un Lujo Interior para quienes están listas para ver su vida reflejada como mito y transformación.

Puedes leer más en: www.beforeshewastamed.com/tuedicion

Hipnosis

En los últimos años, muchas hemos recurrido al *mindfulness* y a la meditación para recuperar el equilibrio. Piensa en la hipnosis como su prima silenciosamente poderosa.

Actualmente me estoy formando como hipnoterapeuta, y aquí está el porqué: la hipnosis funciona porque se dirige directamente a la parte de ti que toma la mayoría de tus decisiones: el subconsciente. Mientras tu mente consciente planea y se preocupa, tu subconsciente moldea en silencio tus hábitos, antojos, confianza e incluso la sensación de seguridad en tu propia piel.

En ese estado de atención relajada, el cambio ya no necesita fuerza. Simplemente accedes a nuevas verdades: "Soy suficiente. Soy libre. Elijo la facilidad sobre la presión."

El subconsciente comienza a organizar tu vida alrededor de esas afirmaciones. Con el tiempo, notarás cambios sutiles pero reales: respondes distinto, priorizas distinto, respiras distinto. Esa es la revolución silenciosa de la hipnosis. No grita. Reprograma la base. Y cuando la base cambia, cambia el mundo que construyes encima.

He grabado un MP3 de auto-hipnosis creado especialmente para este libro, como un atajo para ayudarte a sentirte más ligera, tanto en el cuerpo como en la mente. En cuestión de minutos, te acompaña a soltar tensión, dormir más profundo y reconectar con una versión más liviana de ti.

Te contaré más en el capítulo Más ligera.

Pinterest

Hay mucho tiempo y dinero que puedes ahorrar si reemplazas el impulso de desplazarte sin rumbo. Tal vez lo que anhelas no es distracción, sino inspiración: una sensación de movimiento, belleza y posibilidad. Pinterest puede convertirse en tu santuario digital para soñar, si lo usas con intención.

Cómo usar Pinterest como herramienta de visión (en lugar de distracción):

Abre una cuenta nueva. Crea un tablero dedicado. Ponle un nombre como "Mi vida de Lujo Interior" o "La mujer en la que me estoy convirtiendo".

Llénalo solo con imágenes, frases, texturas y espacios que despierten deseo, claridad y alineación. Reduce el ruido y el contenido comercial tanto como te sea posible. Configura tus dispositivos de forma consciente para limitar anuncios y distracciones innecesarias.

La próxima vez que tomes el teléfono por hábito, en lugar de perderte en un desplazamiento automático, construye la visión de una vida más rica y más tuya.

Piensa en todo el tiempo y la energía que puedes liberar al enfocarte en cambios reales, en lugar de diluirte en las redes.

Todoist

Como mujer moderna ocupada, quizá te venga bien añadir la app Todoist. Entre trabajo, salud, familia, recados y ese proyecto paralelo que sueñas, la vida se llena.

No se trata de hacer más. Se trata de saber qué importa, y mantenerlo todo en un lugar sereno y organizado. No termines todo. La meta no es la productividad; es la presencia. Si una tarea pasa a mañana, no fallaste: encontraste un mejor equilibrio.

Aún mejor: comparte un proyecto con tu pareja —por ejemplo, "Comida de hoy" o "Nuestro hogar". Así, comparten cargas y liberan energía para cosas más divertidas que las tareas básicas.

Acompañamiento (Buddy)

Al hacer cambios, también puede ayudarte sumar una persona de apoyo. En mi trabajo como consultora de salud, tuve muy buenos resultados con el sistema de *buddy*. Mis clientas invitaban a una amiga, a su pareja o a alguien de confianza a participar en un proceso de cambio de hábitos.

Así tienes a alguien cercano que te acompañe y te sostenga, y ambas —o ambos— se benefician de los cambios que han decidido hacer.

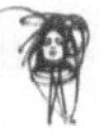

Siguiendo nuestro viaje hacia el Lujo Interior, enfoquémonos ahora en un ejemplo concreto que puede aumentar tus alegrías cotidianas y, al mismo tiempo, ahorrarte una cantidad significativa de dinero: ese espresso humeante que te prepara para el día..

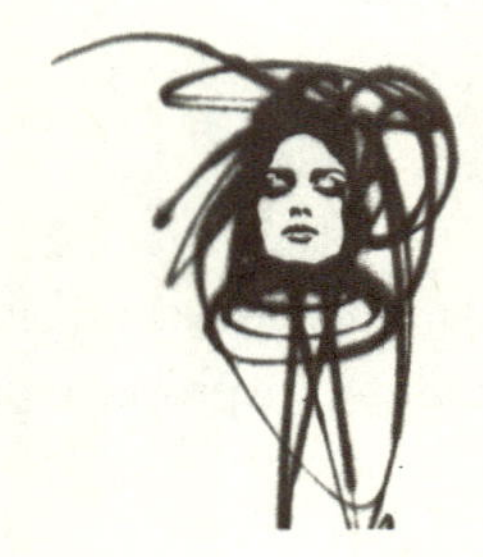

Espresso humeante

kaffehygge

En marzo de 2013 me invitaron a un seminario llamado *Roots of Food* (Las raíces de la comida), enfocado en agricultura orgánica a través de fronteras europeas. El objetivo era compartir conocimiento y crear una red más fuerte.

El Partido Verde en Lituania invitó a personas de toda Europa vinculadas a este tema. Había 18 plazas, así que era un evento pequeño.

Me invitaron porque enseñaba a personas con finanzas limitadas a cocinar comidas deliciosas con ingredientes frescos y de temporada. También participaba en un proyecto donde usábamos talleres de cocina para fortalecer la autoconfianza y las redes de jóvenes en situación vulnerable.

En ese momento, la Nueva Cocina Nórdica estaba en boca de todos y se expandía como movimiento desde el famoso restaurante Noma hacia la población general. Pude asistir por mi perfil y por mi título en nutrición humana.

No lo sabía entonces, pero este seminario iba a tener un gran impacto en mi vida. El Partido Verde perdió las elecciones un mes después y nunca volví a ver a nadie de ese grupo.

Al llegar, poco antes del mediodía, al aeropuerto pequeño de Vilna, capital de Lituania, el lugar se vació rápido y quedó casi desierto. Esperé media hora hasta que me rendí y llamé al número de contacto que me habían enviado por correo.

Un chico con voz cansada contestó y, tras un pequeño retraso, pareció entender mi mensaje en inglés sobre que nadie me había recogido. Prometió venir por mí. Estoy tan acostumbrada a la planificación escandinava que empecé a sentirme inquieta con lo que me había metido.

Desde el avión había visto que la ciudad parecía pequeña, con calles de ladrillo y iglesias antiguas rodeadas de bosque espeso y verde. Decidí que, si el seminario no valía la pena, al menos caminaría por la ciudad y probaría la comida y bebida locales.

Media hora después, un joven con aspecto cansado se acercó y se presentó como Rimvydas. Tomó mi mochila y me condujo a un auto muy viejo y oxidado. Desconcertada, subí al asiento del copiloto y partimos.

Tras veinte minutos manejando, mi inquietud creció: el lugar no estaba en la ciudad, sino en las afueras. Sentí ese peso familiar: la vigilancia que las mujeres cargamos. Siempre alerta, siempre calculando riesgo. Una carga que ninguna pidió y, sin embargo, el mundo nos impuso.

Mientras cuestionaba mi seguridad, por fin entramos a lo que parecía una granja abandonada. Solté aire cuando vi a dos mujeres jóvenes. Vestían ropa cómoda y abrigada, y bebían —directamente de una olla enorme sobre una estufa exterior— lo que parecía té.

Sonrieron cálidamente y se acercaron a saludarme. Sirviéndome una taza humeante, me contaron que era té de hierbas y que estaría disponible todo el día. Todas aportaban recolectando hierbas silvestres en las salidas al bosque, como menta picante.

Las mujeres eran estudiantes de Bielorrusia, y más tarde contaron que habían tomado el tren de forma ilegal, porque su gobierno no les permitía reunirse políticamente.

Incluso un seminario tan inocente como este podía llevarlas a la cárcel o amenazar a sus familias, pero se negaban a ser domadas. Proveniente de un país como Dinamarca, me sorprendió que su realidad fuera tan distinta a la mía. Su valentía me inspiró.

Luego me mostraron dónde dormiríamos. Yo había imaginado una habitación de hotel, pero nos dirigimos a un granero viejo. Una escalera de madera gastada llevaba al piso superior, donde una chimenea alta, en medio, calentaba el cuarto algo polvoriento. Se veían pieles y mantas distribuidas por el espacio. Una de ellas me aconsejó elegir un lugar cerca de la chimenea: "Por la noche hace frío", explicó.

Al bajar de nuevo, casi solté una carcajada. No era lo que esperaba, pero no iba a mostrar a estas mujeres valientes que yo era demasiado fina para dormir en un granero. Por suerte, había empacado ropa más o menos práctica, porque parte del seminario consistía en visitar pequeñas granjas orgánicas locales.

Me presentaron al resto del grupo y al programa de los siguientes cuatro días. La cena fue trigo sarraceno orgánico y verduras de la granja. Deliciosa, pero me dejó con hambre.

Ese sería el patrón de todo el seminario. Comíamos sobre todo trigo sarraceno, y nos acostábamos con hambre porque trabajábamos duro durante el día. Despejamos una presa de castores en el río cercano y salíamos en una pick-up abierta a visitar granjas. Íbamos apretados y tomábamos caminos de tierra para evitar a la policía.

Cada día visitábamos primero una granja tradicional y luego una granja orgánica.

Nunca olvidaré las condiciones precarias de los animales en algunas granjas: cientos de vacas de pie sobre concreto sucio, atadas a una barra de hierro, sin poder acostarse o moverse. Terneros separados de sus mamás poco después de nacer y metidos en jaulas pequeñas. Aún puedo oír sus llamados.

Y, en contraste, las granjas orgánicas: animales de varias especies corriendo e incluso jugando en los campos verdes —vacas, cerdos, cabras, ovejas, pavos, gallinas— disfrutando la libertad. La elección de carne orgánica y de libre pastoreo se volvió fácil desde entonces. Hoy como menos carne, pero de mejor calidad.

Por la tarde, nos reuníamos alrededor de la tetera gigante. El claro estaba cubierto de menta silvestre, y al caminar, el aroma limpio y picante de la menta te seguía. Resultó que no había café, porque la cafeína era vista como no saludable por los organizadores.

Tras la primera mañana sin café, me uní con un chico de Letonia para conseguir algo. No había tiendas cerca, así que fuimos a la granja vecina y tocamos la puerta.

Una mujer mayor, de gran sonrisa y muchas arrugas, abrió. Aunque no entendía mucho inglés, captó rápido que buscábamos café. Nos fuimos de ahí con un tesoro: no solo un frasco de café, sino también una jarra de leche cremosa de la vaca que pastaba en su patio.

Haré una pausa para admitir algo: en Europa existe cierta jerarquía en la que se percibe que los europeos del Este son más pobres y menos educados que los del Norte. Me avergüenza reconocer que sí sentía que mi educación era mejor.

La mayoría del conocimiento de los estudiantes estaba enraizado en la tradición; el mío, en la ciencia. Y, sin embargo, ellos estaban más cerca de la naturaleza y del saber transmitido por generaciones.

En Dinamarca hemos perdido mucho de ese conocimiento intuitivo a manos de la ciencia. Exponerme a los sistemas de creencias de mis pares me abrió la mente. Estar expuesta a cierta incomodidad, como pasar algo de hambre y frío de noche, te hace valorar lo que tienes.

Entonces comprendí que comodidad, libertad y derecho a reunirse siguen siendo derechos radicales para las mujeres en muchas partes del mundo. Ni hablar de la libertad de expresión, que doy por hecha cada día. Como mujeres, aún tenemos mucho por lo que luchar.

Esa noche, tuvimos un banquete de hongos que algunos participantes recolectaron en el bosque. Eso habla de la confianza que habíamos construido y de su conocimiento de los recursos de la naturaleza.

Después, preparamos lo que llaman café hervido: viertes agua hirviendo sobre una taza con granos molidos gruesos y esperas a que se asienten antes de añadir, con cuidado, la leche. Sin duda, esa ha sido la mejor taza de café de mi vida.

He ido a muchos seminarios y congresos en hoteles elegantes desde entonces, y este es, probablemente, uno de los pocos que me ha marcado de verdad. Aquella taza rústica y humeante me enseñó algo que ningún bar de espresso pudo: el lujo habita en la presencia, no en el precio.

Aún no lo sabía, pero esas mujeres —y ese café— me enseñarían cómo un ritual puede convertirse en una forma de poder cotidiano y silencioso.

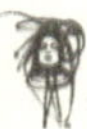

Piensa en la mejor taza que has tomado. ¿Qué la hizo inolvidable para ti?

Disfruta tu café favorito por la mañana o llévalo al trabajo.

Ya sea que te guste un espresso directo o un latte vainilla, hay mucho por ahorrar haciéndolo en tu casa hermosa (hablaré más adelante de trascender tu hogar). Si prefieres *cold brew,* prensa francesa u otros métodos, puedes ahorrar aún más. Súmale que la calidad de tu taza será mejor que el espresso estándar de una cafetería.

Primero, necesitas una cafetera a tu gusto. A mí me encanta usar prensa francesa los fines de semana o cuando hay invitados. Por las mañanas, prefiero prepararme un cortado. Tengo debilidad por la cerámica hecha a mano y disfruto elegir la taza del día. Hay algo especial en una mujer que moldea la arcilla hasta convertirla en la delicia silenciosa de otra mujer, ¿a poco no?

Si te gusta llevar tu taza en el camino, invierte en un termo. Asegúrate de elegir el más hermoso que encuentres si lo usarás casi a diario. Al fin y al cabo, te lo puedes permitir con todos los ahorros que te trae. Mi favorito absoluto es un termo de acero reciclado de la marca danesa Eva Solo.

Puedes imaginar la cantidad de vasos desechables con tapas de plástico que la naturaleza tiene que soportar; ahora ya no contribuyes a eso. ¿A poco no se siente bien? Eso sí: te advierto que te volverás más exigente cuando te acostumbres al mejor café.

Elige la marca de café que más te guste. Tal vez orgánico, descafeinado o de hongos. Pídelo en línea o visita a tu tostador local. La mayoría de estas opciones de alta calidad se aseguran de pagar de forma justa a los caficultores.

Yo tengo una suscripción de grano entero con Atlas Coffee Club porque se enfocan en pequeños lotes de gran calidad y tuestan justo antes de enviar. Es como Navidad cada mes: llega una bolsa nueva con una postal colorida de la región y una anécdota del productor —¡lo sé, soy *geek*! Este mes disfruté un tueste lleno de sabor de Papúa Nueva Guinea.

Cuando vivía en México, iba a mi tostador favorito y elegía por regiones. Apoyar lo local y conectar alrededor de una taza humeante añade color a tu vida.

En Dinamarca tenemos el concepto de *morgenhygge*. Traducido libremente, significa "mañana acogedora". Para muchas personas, el café es clave, pero también lo es el tiempo para disfrutarlo. Súmale pan recién horneado y seres queridos, y ya lo tienes. Esa sensación de Lujo Interior está servida.

Si prefieres espresso, vale la pena invertir en una buena máquina doméstica de calidad, de esas que equilibran bien precio y durabilidad. Te acompañará durante años y puede preparar un café excelente. En muchos casos, la inversión se recupera en menos de un año, incluso si solo disfrutas un doble al día.

O vete a todo lujo y compra la máquina de diseño más hermosa que encuentres, y disfruta verla en tu cocina cada mañana. Con cada taza, eliges Lujo Interior por encima de la indulgencia apresurada.

Si vives en una gran ciudad de América Latina, donde una bebida de espresso suele costar entre 3 y 5 dólares, prepararla en casa puede ahorrarte aproximadamente 1.000 a 1.800 dólares al año, dependiendo de tus hábitos.

Si vives en España, donde un café fuera de casa suele ser más accesible, el ahorro anual puede rondar los 400 a 700 euros, según la ciudad y el tipo de bebida que elijas.

Estos son solo ejemplos. Si quieres mayor precisión, puedes pedirle a tu ChatGPT que calcule tus ahorros exactos según los precios de tu ciudad y tu consumo personal. Incluso pequeños cambios diarios pueden sumar una diferencia real con el tiempo. Si prefieres cold brew el ahorro anual puede ser aún mayor.

De bonus, eliges exactamente la leche que prefieres. Como yo solo uso leche entera, elijo orgánica no homogeneizada de un pequeño productor, y a veces le añado extracto de vainilla real a la botella para tener ese aroma hermoso por la mañana.

Si de verdad disfrutas el ritual y el lujo de ir a la cafetería a tomar tu café allí, no quiero quitarte eso. Muchas mujeres usan su café local como oficina, y hay mucho que ahorrar comparado con rentar un espacio. Sin embargo, si no te entusiasma la logística de ir por el café y gastas 5 minutos en manejar y 5 en esperar cada mañana, podrías ahorrar 56 horas al año (más de 4 horas al mes).

Usa el espacio siguiente para diseñar tu momento ideal de café —y hazlo tuyo. Este ritual diario no va solo de sabor o dinero. Va de recuperar tu tiempo, honrar tus elecciones y definir qué significa lujo en tus términos. En otras palabras, es dar pasos para pararte en tu Poder Interior.

Elegir mañanas lentas y alegría por encima de la conveniencia es sorprendentemente radical en un mundo acelerado. Este momento es para ti.

Describe tu ritual ideal de *morgenhygge*:

¿Cuál es tu café favorito?

¿Qué necesitas para prepararlo en casa?

¿Dónde puedes comprar grano de calidad —en línea o en una tostadora local?

¿Qué termo elegirías si quieres llevarlo contigo?

¿Cuándo puedes empezar este nuevo ritual?

Enumera maneras de ahorrar tiempo y dinero —por ejemplo, el costo de tu latte diario en cafetería versus hacerlo en casa:

¿Cuánto ahorrarás en un año? $_______

¿Cuánto tiempo ahorrarás en un año? _______ horas

Las estudiantes bielorrusas arriesgaron todo por la libertad de reunirse. ¿Qué pequeño acto de desafío podrías practicar hoy para recordar cómo eras antes de ser domada?

¿Qué sabiduría intuitiva vive en ti, quizá heredada de mujeres antes que tú, que aún no has honrado del todo?

Escribe aquí cualquier reflexión extra que te llegue:

El asistente de ChatGPT sugiere ayudarte con una playlist para tu rutina matutina —por ejemplo, con temática de café parisino para crear ambiente.

También puede ayudarte a comprar lo que necesitas para tu *"coffee kit"* o crear un rastreador de ahorros en tu teléfono para que veas con claridad cuánto ahorras en dinero y tiempo.

Incluso sugiere hacer un *flipbook* digital y *feel-good* con el tiempo y dinero que vas ahorrando con tus nuevos hábitos.

Disfruta!

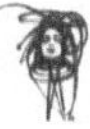

Mientras saboreas una taza aromática de tu café favorito, déjame entretenerte con una historia de mi vida en Dinamarca. Como muchas mujeres, yo había confundido agotamiento con logro.

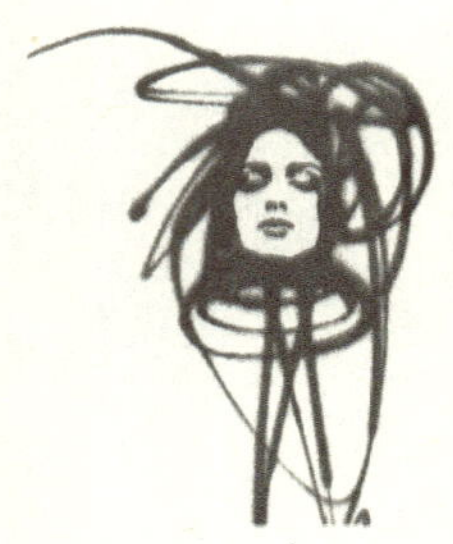

Vida en contraste

kontraster

¿Me creerías si te digo que vivir en contraste es el verdadero secreto de una vida de Lujo Interior?

En Copenhague, era gerente de un centro de salud, un trabajo que ocupaba muchas horas de mi semana. Al final de cada jornada, sentía que siempre iba retrasada. La vida despreocupada me quedaba muy lejos.

Una tarde lluviosa, me puse el equipo de lluvia y me subí a mi bicicleta de montaña blanca, recién comprada. La había comprado para celebrar el aumento importante que negocié al aceptar el cargo.

Bajando rápido la colina, con la mente aún en el trabajo, de pronto salí volando. Un carro me bloqueó el paso al girar a la derecha y no me vio. Todo ocurrió muy rápido. Mi bici se hizo pedazos con el impacto, yo volé por encima del cofre y caí sobre el asfalto mojado, deslizándome hasta detenerme más abajo, en dolor absoluto.

El dolor era increíble. Las rodillas se llevaron el golpe, y logré mantener la cabeza en alto porque no llevaba casco. Me encogí en posición fetal y grité de dolor y de shock. Antes de darme cuenta, la gente se había acercado: colocaron una chaqueta doblada bajo mi cabeza, me repetían palabras de consuelo, me decían que había tenido mucha suerte y que la ambulancia ya venía.

Una mujer de rostro amable soltó una risita y negó con la cabeza. "Vaya, parecía que de verdad podías volar", susurró sin creerlo. "¡Gracias a Dios estás bien!" Recuerdo que empezó a llover. Desde mi posición en el suelo, todo se veía irreal.

Poco después llegó la ambulancia y dos camilleros amables me revisaron y me sacaron de la lluvia. Mientras tomaban mis signos, escuchábamos a la conductora mayor —quien me había cerrado el paso— decirle a la gente que era mi culpa, que yo conducía de forma imprudente.

Uno de los camilleros salió y le pidió su nombre, dirección y teléfono para el seguro. Fue tajante con ella.

Al principio se negó, pero, con tantos testigos, terminó cediendo. "Increíble", murmuró el camillero al volver. Traía mi bici hecha trizas. "Llevémonos esto", dijo sonriendo.

Aun en shock, yo estaba conmovida. Tantas personas amables se salían de su camino para ayudarme. Su compañero encontró mi celular y me pidió el número de Jan, mi novio entonces. Le dijo que nos viera en *Riget,* el hospital principal de Copenhague.

En urgencias confirmaron que no había fracturas, pero que mi rótula derecha estaba astillada. En nombre de la rehabilitación, una enfermera me dio toallitas desinfectantes y me enseñó a limpiar las heridas y a sacar grava de mis palmas mientras esperábamos las radiografías.

Aunque yo también trabajo en rehabilitación, me sorprendió que tuviera que hacerlo yo misma; después supe que es una forma eficaz de sacar a la gente del shock: darle una tarea.

Jan me recogió, a mí y a la bici, al caer la tarde. Creo que entendió la suerte que había tenido al ver el estado de la bicicleta. Logramos subir las escaleras hasta nuestro departamento en el quinto piso: yo colgada de su gran cuerpo, porque ambas rodillas estaban tan hinchadas que no podía doblarlas. Ya en la cama, temía llamar a mi jefa por la mañana.

Cuando Jan me despertó con un cortado humeante, la realidad era que no podía salir de la cama. Apenas logré ir al baño, incluso con su ayuda. No hay nada como que tu pareja te ayude a ir al baño, ¿verdad?

Al llamar a mi jefa, no me dejó terminar de explicar antes de insistir en que mandaría un taxi por mí para llevarme a la oficina. Incrédula, tuve que insistir en que estaba atrapada en casa y que era afortunada de no estar hospitalizada.

Sabía que estaba desesperada porque yo había asumido un departamento en plena turbulencia, pero aun así... Al final cedió y tuve unos días libres. Me impactó lo fácil que puede desestimarse el dolor de las mujeres. Se espera que sigamos produciendo. Que sigamos sonriendo.

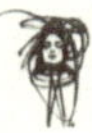

¿Qué tiene que ver esto con vivir en contraste?

No veía la rueda de hámster que había creado con ese trabajo exigente. Cada día era una copia del siguiente. Esperaba con ansias ver a mis amigas tras el trabajo, pero poco a poco ya no tenía energía; incluso los fines de semana me quedaba en casa recuperando sueño. Dejé de vivir y empecé a sobrevivir.

Como muchas mujeres, confundí agotamiento con logro. Despertar sin energía, temiendo la jornada que venía. Había subido rápido la escalera profesional, pero me di cuenta de que me había perdido a mí misma. El accidente devolvió los contrastes a mi vida.

El primer gran contraste fue el alivio cuando bajó el dolor. ¡Qué alivio! Luego llegó la realidad: no podría andar en bici, hacer senderismo ni bailar durante meses. Mi calidad de vida se redujo mucho. Me dio una pausa, eso sí. Mi vida pudo haber terminado allí o pude haber perdido movilidad.

La rehabilitación fue difícil, pero con la ayuda de una fisioterapeuta hábil, recuperé poco a poco la función de las rodillas y finalmente volví a la bici.

Las citas frecuentes con la fisioterapeuta me daban un respiro, un contraste con el ambiente estresante del trabajo. Queriendo más pausas así, empecé a agendar un masaje después de trabajar. Era el cielo, y me reconectaba con mi cuerpo.

Así conocí a Inuk, terapeuta *body-SDS* con raíces nativas de Groenlandia. Intercambié masaje por body-SDS, y me enamoré. Los momentos de silencio mientras él deshacía la tensión de mi cuerpo eran tan sanadores como el tratamiento en sí.

El contraste entre dolor y placer se tejió en mi vida, devolviéndome esa exquisita sensación de sentirme mujer otra vez: viva, deseada. La energía entre nosotros era embriagadora. Abrió una grieta en mi vida estresante y me mostró que había algo más que el trabajo. En ese espacio, despertó la mujer que era antes de ser domada.

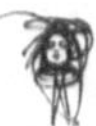

Vivir con contrastes es reclamar tus ritmos, tu cuerpo y tu energía – en un mundo que suele enseñar a las mujeres a darlo todo.

Mis amigas latinas tienen un don para crear contraste en sus vidas. Entienden instintivamente la importancia del juego como contrapeso al trabajo. Cuando vivía en México, sabía que si llamaba a alguna de ellas por impulso, aceptaría tomar un rayo de sol antes de volver al trabajo: recargada y sonriendo.

Hagas lo que hagas, no intentes ser un ejército de una sola mujer; incluye y apóyate en la gente con quien conectas naturalmente. Tuve la suerte de elegir bien con mi pareja actual, Fernando, aunque me tomó algunos intentos encontrar el mejor ajuste. Oirás más sobre eso más adelante – y sobre mis aventuras con Inuk.

Cuando me absorbo en el trabajo, los contrastes de mis días tienden a desdibujarse. Ahí entra Fernando: mi agente de viajes disfrazado. Me lanza ideas hasta que aterrizamos en otra aventura. Y cuando necesitamos un reinicio mayor, hacemos mochilas y desaparecemos unos días o semanas.

Incluso los pequeños contrastes crean gran alegría. Por ejemplo, sal a caminar en tu hora de comida y respira aire fresco como contraste de estar sentada frente al escritorio. Empecemos por uno. ¿Qué puedes hacer ahora para crear un contraste?

Luego mira tu vida con honestidad. ¿Eres feliz y estás en paz, o anhelas una conexión más fuerte con tu yo de antes de ser domada?

¿Cómo puedes usar conscientemente los contrastes para ser más feliz en tu vida única?

¿Cómo se vería eso a diario?

¿Y semanalmente?

¿Y mensualmente?

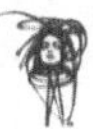

Es humano desear lo que no tenemos, pero el pasto no siempre es más verde del otro lado. Mucha gente con presupuesto ilimitado empieza a experimentar menos contrastes en su vida. Cuando conseguí el cargo de gerente, celebré con una botella de champaña cara, pero poco después esa champaña me supó amarga, por así decir.

Cuando siempre puedes volar en business, la champaña quizás sabe menos. Además, las personas con quienes la bebes importan más de lo que crees, y no hay dinero que compre amistades. Desafiemos esa tendencia humana a darlo todo por hecho. Construye tu vida cotidiana sobre el principio de los contrastes.

Casi todas las personas que conozco en Dinamarca practican baño invernal y luego sauna. Puede sonar extremo, y yo seré la primera en admitir que apenas puedo entrar al mar incluso en verano porque está helado. Pero piensa en esto: si añades un poco de incomodidad, aprecias el contraste.

El equivalente es, claro, la famosa ducha fría de Wim Hof. A mi pareja le encanta, así que yo también he empezado a tomar duchas calientes que terminan en un chorro frío. Me reto a ver qué tan frío y cuánto tiempo puedo aguantar.

Las duchas frías o un chapuzón invernal son **más** que un reto. Es una forma de despertar cada célula del cuerpo.

Para muchas mujeres, ese choque helado activa la circulación, eleva el ánimo, afina el enfoque e incluso despierta un poco el metabolismo. Puede calmar la inflamación, fortalecer el sistema inmune y dejarte de pie, más presente en tu piel. Sales no solo más cálida, sino más viva: prueba de que enfrentar el frío con valentía puede encender un fuego silencioso y duradero por dentro.

Para mí, hacer snorkel es la cumbre del Lujo Interior. Deslizarme bajo la superficie y entrar en ese mundo vivo y oculto de corales y criaturas me recuerda?? la magia del planeta que compartimos. He visto tiburones ballena, tortugas marinas, cardúmenes radiantes, calamares, incluso algún pulpo o un manatí somnoliento.

Y, sin embargo, es el contraste lo que lo hace tan exquisito. Llegar ahí suele implicar madrugar, regatear con un desconocido, tomar una lancha y tolerar el agua fría. Luego viene el ritual de enjuagar la sal y restaurar el cabello con una mascarilla profunda. Esfuerzo y belleza, grit y grace —siempre, contrastes.

Al volver a casa después del seminario en Vilna, mi cama grande y cómoda me supo a cielo, como puedes imaginar. Los contrastes enganchan porque disparan hormonas de la felicidad por todo el cuerpo.

Si esto no es lo tuyo, prueba contrastes pequeños. ¿Qué puedes hacer ahora mismo para levantarte del sofá y añadir un pequeño contraste a tu vida diaria?

Puede ser cualquier cosa que te haga sentir que lograste algo significativo a través de una pequeña incomodidad. Buscamos crear nuevos hábitos para una vida más lujosa.

Tal vez algo muy pequeño: acabo de lavar a mano mi camisón de seda porque no puede ir a la lavadora. Solo tomó 10 minutos, pero estuvo semanas en la canasta porque no estaba en mi rutina. Ahora mis noches son más cómodas y lujosas.

¿Cómo te sentirás después de una pequeña incomodidad?

El asistente de ChatGPT sugiere ayudarte a construir resiliencia como camino hacia el placer, inspirado en los cuentos de Hans Christian Andersen. Puede planear un "día de lujo inverso": comer simple, vestirte sin pretensión y caminar descalza si es posible, para redescubrir la belleza de lo básico.

O simplemente programar un entrenamiento deliberadamente incómodo (por ejemplo, caminar o trotar bajo la lluvia).

También sugiere ayudarte a encontrar tus verdades mediante journaling, por escrito o con la voz. Puedes iniciar un proyecto y usar este prompt: "Empecemos un diario de contrastes. Cada día escribiré unas líneas y tú me ayudas a reflexionar, replantear o añadir una idea de Lujo Interior."

Anota aquí más reflexiones:

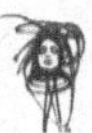

¿Qué tal si tallamos un poco de tiempo extra para esa sensación exquisita de tener todo el tiempo del mundo —simplemente diciendo no a obligaciones que nunca elegiste?

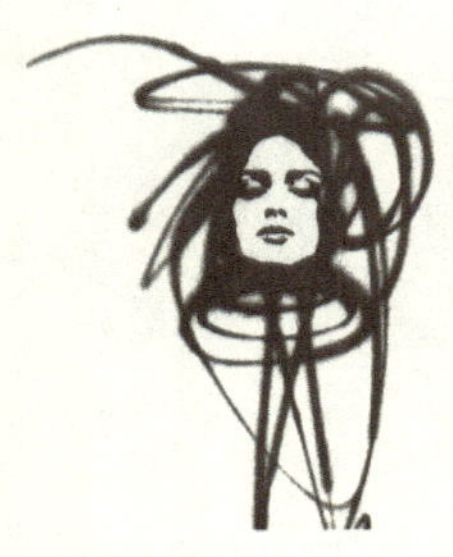

Di no

sig nej

La capacidad de decir no te liberará.

A las mujeres se nos condiciona a cuidar a los demás y a postergar nuestras propias necesidades – más que a los hombres. Un ejemplo estremecedor es cómo el asesino en serie Ted Bundy explotó ese patrón cultural. Seguramente has visto algún documental.

Fingiendo llevar el brazo enyesado, pedía a jóvenes que lo ayudaran a cargar libros o a meter cosas a su auto a plena luz del día. Muchas silenciaron su voz interior – que advertía peligro – para ser amables y serviciales. Esa disposición le dio el acceso para secuestrarlas. Al menos una joven, sin embargo, confió en su instinto y se negó a ir con él.

Es un caso extremo, sí, pero deja claro el punto. Si aún no escuchas tu voz interior, empieza hoy.

En lo cotidiano, se trata de elegir a quién y qué permites entrar a tu vida. Como dice tan bellamente Viveura:

Tras mi accidente en bicicleta, todavía me sentía obligada con mi equipo y pronto volví a la rueda de hámster. Como mujer, yo también había sido bien condicionada por la sociedad: ponía en segundo lugar mis necesidades.

Otra razón para mi compromiso profundo era que mis empleados habían sido antes mis colegas valorados. Cuando era consultora de salud, formaba parte de un grupo de unas dieciséis profesionales verdaderamente dedicadas a marcar diferencia. Aunque nuestros perfiles eran distintos, trabajábamos como una sola: un equipo sostenido por la confianza, la risa y un propósito compartido.

Nuestro gerente entonces creía en nosotras. Nos dio libertad de horarios flexibles y confiaba en que cumpliríamos – y lo hacíamos, a menudo más allá de lo esperado. Pero cuando se fue, todo cambió. Entró la alta dirección y la cultura mutó de la noche a la mañana. Las reglas reemplazaron la confianza. El marco que antes nos energizaba se volvió una jaula.

Comparto esto por lo que pasó después. Como equipo, resistimos. Dijimos no – no con rabia, sino con integridad. Presentamos nuestros resultados bien documentados y nos mantuvimos unidas en solidaridad silenciosa. Hasta hoy, me enorgullece cómo lo manejamos. Nuestro no colectivo fue poderoso: un recordatorio de que los límites también unen, además de proteger.

Cuando más tarde me convertí en gerente, mi meta era marcar la diferencia, quizá con un poco de ingenuidad.

En el proceso perdí algo precioso: la camaradería que hacía que el trabajo se sintiera vivo. Pero cada *no* crea espacio para algo nuevo. Para mí, eso llegó en forma de Charlotte, una co-gerente que se volvió mi aliada y confidente en medio del caos. A veces llevábamos nuestras reuniones a walk & talks en el bosque. Su energía y su fuerza silenciosa fueron una brújula constante para mí y para el equipo. Aún lo llevo conmigo.

En el mundo profesional, me quedó clarísimo el poder de un no colectivo; en lo personal ocurre igual, aunque su peso sea más callado.

Cada límite que pones es un acto de auto-respeto. Es la forma de enseñar a los demás lo que importa para ti. Para muchas mujeres, decir no aún se siente arriesgado, como si el amor y la pertenencia dependieran de estar siempre de acuerdo. Aprender a decir no en los espacios íntimos suele ser más difícil que en los profesionales, pero ahí es donde comienza la transformación más profunda.

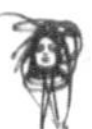

Sin perder el hilo, volvamos a la historia:

Medio año después, volvía a la oficina en bici y ¡bam! La puerta de un taxi se abrió justo delante de mí y otra vez terminé en el asfalto frío. Esta vez me levanté de inmediato. La mano izquierda se llevó el golpe y mi equipo de lluvia nuevo quedó arruinado, pero sentí alivio de salir con lesiones menores.

Casi me reí del shock y la sorpresa: era casi un calco del primer accidente. Gente amable se reunió para ayudarme.

Resultó que el responsable era un futbolista famoso de la selección danesa, *FCK*. No se fijó antes de abrir la puerta, pero culpó en voz alta al taxista por no advertirle que estaba detenido en un carril bici. Para el seguro, los testigos me dieron sus teléfonos, y también el taxista, porque no parecía que el millonario fuera a compensarme.

Y lo que ahora me parece una locura: lo único que pensaba era que llegaría tarde a una reunión. Me subí a la bici y me fui, manejando con un brazo y ignorando el dolor.

Con el tiempo, entendí que esos accidentes fueron un regalo. Si crees en alguna fuerza espiritual, quizá coincidas en que el Universo intentaba cambiar mi camino. Como en los cuentos de Hans Christian Andersen, pasó algo casi mágico.

Resultó que mi mano izquierda estaba mal y pronto vi que tendría que ir a urgencias al terminar la jornada. Antes de llegar a eso, tenía una reunión con mi red de emprendedoras. Eran brillantes, independientes, de distintos rubros. Al llegar, les conté el segundo accidente y me miraron incrédulas. ¿Cuáles eran las probabilidades?

El ambiente de nuestros encuentros siempre es relajado y enfocado en cómo ayudarnos. Una de ellas, Anabella, preguntó si podía sanar mi mano, que ya estaba el doble de grande y palpitaba. Bromeé con que me ahorraría el hospital, así que "¿por qué no?". No lo creía mucho, pero pensé que no haría daño. Durante la reunión, sostuvo mi mano entre las suyas. Se sentía cálida, quizá un poco hormigueante.

Al final del día, ya no tenía energía para sentarme en urgencias, así que decidí ir muy temprano. Desperté adolorida y fui directo a la cafetera. Entonces, recordando la sanación, miré mi mano: se veía casi normal. Solo una pequeña cicatriz en la parte interna del pulgar era nueva. Quedé asombrada. ¿Cómo podía ser?

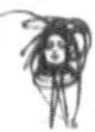

Ese fue el principio del fin de mi carrera como gerente. Me di cuenta de que la vida es demasiado corta para entregar tu tiempo precioso a un ambiente laboral que se volvía cada vez más inhumano. Por fin recuperé mi voz, y fue un no rotundo

Sabía que quería cambiar. Desde que pasé un año en Australia de adolescente, he querido probar suerte fuera de Dinamarca.

En danés existe una palabra, *udlængsel*, que no tiene un equivalente exacto en español ni en inglés. Describe un anhelo profundo y silencioso por explorar el mundo. No nace solo de la insatisfacción, sino de la sensación de que algo dentro de nosotras aún no ha sido colmado. Como adolescente inquieta, reconocí ese sentir en la poesía de Thomas Boberg, que me inspiró profundamente.

Hay una parte de mí que resiste ser domada del todo, quizá un rastro de mi pasado vikingo, cuando la audacia y el movimiento eran parte de nuestra naturaleza. *Udlængsel* es el susurro del alma hacia lo salvaje: hacia la expansión, la viveza y algo que casi hemos olvidado.

Con anhelo de lo desconocido, empecé a buscar trabajo en organizaciones humanitarias y, a la vez, terminé mi relación con Jan. Nos habíamos distanciado: yo ya no era la misma. Era hora de ponerme primero y buscar aventura.

Esa primavera, por primera vez en mi vida, invité a un hombre a salir. Inuk me rechazó al principio por la línea entre cliente y terapeuta. Cambié mis citas de masaje a otro lugar, y él aceptó tomar un café.

Esa primera cita se sintió como dos niños descubriendo un mundo nuevo. Cada vez que lo miraba a los ojos, sentía una conexión fuerte. Pasábamos tiempo explorando Copenhague con curiosidad, y él me ayudó a ampliar mi mundo.

Otro regalo inesperado de ese ambiente laboral estresante fue Jacob, mi terapeuta brillante. Al menos tuve el acierto de pedir supervisión cuando acepté el cargo desafiante. Con su ingenio agudo y su mirada holística, se volvió mi tabla de salvación.

Con humor, comentaba mi timing: enamorarme en medio del caos. Inuk se volvió mi escape, una puerta a un mundo de magia y libertad.

Curiosamente, nunca tuvimos sexo de forma convencional, pero exploramos una conexión casi inocente en todos los niveles – ambos disfrutando la libertad hallada tras años en relaciones agotadas. Juntos, nos inclinamos hacia esa energía potente, experimentando con tantra. Hoy compartimos una amistad preciosa, construida sobre el valor de hablar abierta y profundamente.

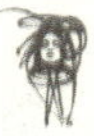

Al final del verano, mi hermana Ann me invitó a una reunión en Berlín con sus amigos. Ella es apenas dos años menor, así que crecimos como pseudogemelas.

La vida nos llevó por caminos distintos; dejó Alemania hace años y ahora vive a las afueras de Londres. La admiro por su capacidad para construir carrera y asentarse en un país nuevo, sin mirar atrás. Pero también significa que no nos vemos tanto como quisiéramos.

Volver a Berlín fue una oportunidad de cerrar el círculo para ambas.

En los 2000, Ann fue a Alemania por la universidad. Si quieres conocer la esencia de la capacidad de las mujeres para pararse en su Poder Interior, mira los patrones psicológicos en los campos KZ durante la Segunda Guerra Mundial. Eso fue lo que ella estudió.

No sorprende que muchas mujeres formaran redes de apoyo sólidas: compartían comida, brindaban contención emocional y se protegían cuando podían. Esos actos pequeños de solidaridad a menudo les ayudaron a sobrevivir más que a los hombres.

Cuando mi hermana no estudiaba, disfrutaba la vida nocturna. Yo la visitaba y conocía a la mayoría de sus amigas de entonces. Y, como diez años antes, yo estaba eufórica con mi vida colorida de soltera. Libre, como antes de ser domada, otra vez. Salimos a bailar como antes. ¡Fue genial!

La segunda noche, pasó algo inesperado: me encontré besando a su excompañero de piso, Fernando. Se sintió como pura éxtasis.

La DJ trans que pinchaba en el club Treasure convirtió la noche en algo casi de otro mundo. Sus canciones, tan libres y salvajes, nos envolvieron. Me recordó que vivir como antes de ser domada es pertenecer plenamente a tu propia piel. Solo podía imaginar el viaje que le tomó llegar ahí: no nacida mujer, pero asumiendo por completo la mujeridad.

Desde ese momento, todo pareció encajar. Al volver a Copenhague tras el fin de semana, supe que tenía que verlo de nuevo. Tres semanas después, me presenté en su puerta con manos temblorosas y una botella de ginebra del aeropuerto. La conexión fue inmediata: me enamoré profunda y apasionadamente.

A veces la vida llega rápido. Tras un año juntas, entre Berlín y Copenhague, saltamos a lo desconocido. Él también estaba listo para dejar su vida en Berlín.

Tenía algunos ahorros, así que nos fuimos a viajar por Europa y África durante tres meses, explorando lugares para abrir una microcervecería. El plan era simple: Fernando, que estudió cerveza, la haría; yo me encargaría del resto.

Ese viaje nos llevó a México, porque descubrimos que Europa no nos ofrecía la red que necesitábamos, pero Tijuana sí. Justo del otro lado de la frontera con

San Diego, la ciudad natal de Fernando tenía una cultura de cerveza artesanal vibrante.

Cuando finalmente di el gran paso de dejar Dinamarca para empezar una nueva vida en México, de pronto tenía poco dinero pero todo el tiempo del mundo. Volví a reír. Me di cuenta de que había dejado de reír despreocupadamente por el estrés de la vida diaria. No sorprende que también volviera a dormir toda la noche.

Nada te trae al presente como una gran crisis. Una vez más, recordé que la alegría vive en el contraste. Durante años, saboreé México: la libertad de un país con menos reglas, entre gente que valora los pequeños placeres, una buena comida, una margarita helada al sol. Ese espíritu latino lo necesito más que nunca ahora que ya no vivimos ahí.

Decir no a nuestra vida en México no fue fácil, pero ese *no* abrió la puerta a nuevas expresiones de Poder Interior y Lujo Interior.

¿Hay algo en tu vida hoy a lo que quieras decir no?

¿Puedes liberar tiempo diario diciendo no a algo que en realidad no te interesa?

¿Estás permitiendo entrar a las personas correctas en tu vida, o es hora de ser más selectiva?

¿Con quién y cuándo te ríes? ¿Puedes tener más de eso en tu vida cotidiana?

Este es un ámbito donde puedes ahorrar una abundancia de tiempo. Imagina que cada vez que dices no a algo, te regalas tiempo y energía para algo más interesante. Por ejemplo, decides pasar tu cumpleaños en un hotel con spa con tu mejor amiga en vez de invitar a toda la familia a café y pastel. Quizá evitas perder energía navegando dramas familiares y, en cambio, te recargas en Lujo Interior.

Piensa cuántas horas y cuánta energía puedes recuperar:

Horas estimadas ahorradas en un año: _______

Dinero estimado ahorrado en un año: $ _______

El asistente de ChatGPT sugiere una plantilla de journaling con evaluación: Da energía | Neutral | Drena energía. Puede recordarte honrar las elecciones que dan energía.

Si necesitas ayuda para decir no, puede redactar mensajes o correos amables pero firmes para declinar obligaciones (familiares) o bajar del sobretrabajo. Y, por supuesto, puede ayudarte a calcular cuánto ahorrarás.

Si surgen más ideas, anótalas aquí:

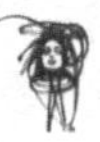

Mientras vas despejando un camino más claro en tu vida, veamos el concepto de *hygge* y cómo convertirlo en un refugio acogedor frente al mundo fuera de tu puerta.

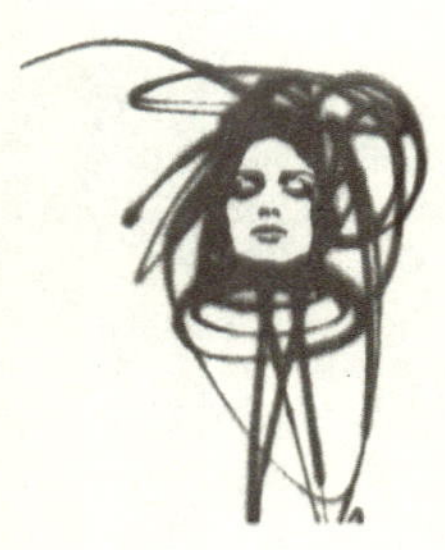

Hygge

hygge

El *hygge* es una manera eficiente y placentera de crear más contrastes en tu vida. Una forma de reunir energía para tus aventuras.

Cuando visito Dinamarca, procuro hacerlo en primavera o verano, cuando el sol está alto en el cielo. Me reúno con mis amigos y familia, quedándome en sus respectivas casas.

Uno de los mejores lugares para lidiar con el jetlag es la casa de verano de mi amiga Tina, al norte de Copenhague. Está en el bosque, cerca de la playa, así que damos largos paseos para ponernos al día. Absorber los aromas frescos y todo el verde —un hermoso contraste con el desierto tranquilo donde vivo en Nuevo México.

Tina siempre prepara una tetera de té, y nos acomodamos, dentro o fuera, según el humor y la luz. Saltamos la charla superficial y nos hundimos directamente en las capas más profundas de la vida.

A principios de este año, ella publicó un libro precisamente sobre eso: *Fortæl mig din historie* (Cuéntame tu historia), una invitación a conversaciones más significativas. El té podría ser simplemente agua caliente; es secundario al momento. En casa, a veces me preparo una taza, pero nunca es lo mismo.

Más tarde, necesito la vida vibrante de Copenhague y me quedo con mi amiga Mie. Nos ponemos al día hasta altas horas de la noche, después de que su pequeña hija está dormida. Nos aplicamos mascarillas faciales, reímos y bebemos Crémant. A veces, una de nosotras exclama: *"¡ej er det her ikke bare hyggeligt!"* (¡Ay, esto no es simplemente un momento *hyggeligt*!). Incluso cuando su bebé era pequeñita, siempre encontraba espacio para mí en su hogar.

Cuando ya tuve mi buena dosis de amigas y Copenhague, me dirijo al campo, donde vive mi familia. Ser consentida por mi mamá con comida casera y pastel recién salido del horno no tiene precio.

Mi mamá es casi sorda, así que, en lugar de hablar sin parar, solemos ver una película juntas o disfrutar de su jardín. Una de nuestras tradiciones es también conducir hasta la playa para caminar y recoger conchas, o ir a una tienda de segunda mano a buscar tazas retro o copas de cristal.

El año pasado tuvimos una pérdida en la familia, así que fui en noviembre, y el clima era tan oscuro y húmedo como lo recordaba. Simplemente fingimos que ya era Navidad e hicimos todas las cosas tradicionales: comida, bebidas calientes, decoraciones y películas navideñas.

Admiro la forma en que ella disfruta de su propia compañía y de las pequeñas cosas de la vida, en lugar de enfocarse en los límites. La música es una gran parte de mi vida, y a menudo pienso en cómo debe ser vivir sin ese lujo.

Estos son todos ejemplos de momentos de *hygge* danés.

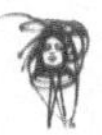

Entonces, ¿qué es exactamente el *hygge*?

Como mencioné en la introducción, *hygge* puede definirse como comodidad consciente. En pocas palabras, es un momento despreocupado que decides crear de manera consciente en medio de un día ocupado, ya sea a solas o con tus seres queridos, a menudo acompañado de elementos que estimulan los sentidos. También puede entenderse como un momento de **Lujo Interior** en la vida cotidiana.

Hygge es ese momento del día en el que te sientes en paz. Es cuando tus sentidos se concentran en el placer de tu café matutino, despertando a un nuevo día lleno de posibilidades. O cuando una olla de chili burbujeante llena la casa de aromas irresistibles y reúne a todos alrededor de la mesa.

También puede ser ese instante en que te acurrucas con una manta en tu *hygge-hjørne* favorito, con un buen libro y, tal vez, el perro a tus pies. Un *hyggehjørne* es un rincón especial de tu casa donde te sientes segura y relajada —por ejemplo, tu sillón preferido. Si eres como la mayoría de las mujeres, tu vida está llena de tareas y actividades; por eso necesitas este momento para equilibrar el día. Es el espacio donde recargas energía al reconectarte con tu cuerpo.

Cuando *hygge* se volvió un concepto popular en Estados Unidos hace algunos años, fue hermoso ver pilas de mantas en los cafés acompañadas de un cartel que decía *hygge*. Por curiosidad, leí algunos libros de mis compatriotas daneses y me sorprendió un poco cuánto podían estirar un concepto que, para mí, siempre había sido simplemente una sensación de bienestar cotidiano.

Como todas las personas, soy producto de mi cultura, así que nunca había pensado que el *hygge* pudiera inspirar a otras culturas, sobre todo porque está profundamente ligado al clima frío y oscuro de Dinamarca. Cuando lo uso en este contexto, es porque reconozco el valor de estos momentos.

Noto que a veces el *hygge* se glamuriza en exceso, un error comprensible cuando una se siente orgullosa de su cultura, pero no es así como yo lo veo. Para mí, es una sensación terrenal de comodidad y, por lo tanto, algo accesible para todas, no algo "hipster" ni inalcanzable.

Los escandinavos también somos desordenados y nos excedemos. Comemos demasiados dulces y pasamos demasiado tiempo viendo series. No somos mejores que nadie. Si acaso, solemos ser bastante serios y podríamos aprender de otras culturas a reír más y a ser un poco más espontáneos.

América Latina parece abrazar el presente con una presencia corporal que admiro profundamente. La salsa, la cumbia y otros bailes son pura alegría. A los escandinavos nos vendría bien salir un poco de la mente y volver al cuerpo —aunque supongo que tenemos *Dogme 95* como testimonio de nuestra vertiente cultural más sombría.

El movimiento comenzó en Copenhague en 1995, cuando dos cineastas daneses, Lars von Trier y Thomas Vinterberg, sintieron que el cine se había vuelto demasiado artificial, dominado por efectos costosos y emociones superficiales. Así que escribieron un manifiesto radical: un conjunto de reglas conocido como El voto de castidad.

El movimiento exigía pureza artística. Quienes se unieron acordaron usar cámaras de mano, luz natural y sonido real; filmar en locaciones reales y, quizá lo más radical, renunciar al crédito personal. Cada película se creaba en un espíritu de colaboración, despojando la ilusión hasta dejar solo la historia humana.

El *hygge* puede calmar, pero también puede adormecer. Cuando la comodidad se convierte en una forma de evasión, corremos el riesgo de perder contacto con lo real. Tal vez por eso el cine danés suele ir en la dirección opuesta, directamente hacia la incomodidad.

Expone la belleza frágil de aquello que tratamos de ocultar: nuestros miedos, deseos y contradicciones. Es lo opuesto al *hygge* y, sin embargo, cumple el mismo propósito: hacernos sentir vivos. Donde el *hygge* suaviza los bordes de la vida, *Dogme* nos recuerda no quedarnos dormidos en ellos.

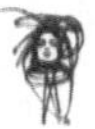

Mis ejemplos de momentos *hygge*:

- Un largo paseo en el frío, y luego volver a casa con el cálido aroma de la comida que mi pareja está cocinando.

- Acurrucarme en el sofá con un libro de un autor favorito y una manta.

- Asar en el jardín y mirar cómo juegan los perros y gatos.

- Pasar la noche en casa de una amiga, charlando mientras nos ponemos mascarillas faciales.

- Leer cuentos de hadas a mis sobrinos antes de dormir —eso es *hygge* verdadero.

- Tener una maratón de películas retro con dulces y palomitas.

- Escuchar canciones navideñas mientras horneamos con amigos o familia.

Prioriza algunos momentos de *hygge* cada día.

Si tienes un mal día, intenta usarlo como algo que esperar con ilusión. Considera que el día no está arruinado solo porque algo salió mal; puede mejorar después de una escapada mental con tu libro favorito o una caminata con el perro. Así, puedes volver a tu Poder Interior y a tu Lujo Interior.

¿Cómo puedes encontrar un poco de tiempo de calidad solo para ti?

¿Qué sería para ti un momento *hygge* —a solas o acompañada?

¿Cómo se verían tus momentos *hygge*? Escríbelos aquí:

-
-
-
-
-
-

¿Tienes lo necesario para crear *hygge*? Tal vez una manta, un sillón, un libro, calcetines de lana, luz de velas o un entorno sin desorden.

El *hygge* equilibra la seriedad con el juego. ¿Qué ritual lúdico o incluso un poco tonto podrías añadir a tu vida para suavizar los bordes de la responsabilidad?

¿Dónde puedes ahorrar tiempo para estos momentos de *hygge*?

Pago $11.99 al mes por mi suscripción de libros. Leo al menos tres libros a la semana, además de escuchar pódcasts sin anuncios. Si un libro promedio cuesta unos $10, ahorro $1296 al año solo en libros.

Muchas bibliotecas ofrecen acceso gratuito a aplicaciones digitales. Puedes pedirle a tu ChatGPT que investigue qué opciones existen en tu zona y así ahorrar aún más dinero.

¿Cuánto puedes ahorrar al año en libros o pódcasts? $ _______

Recientemente fue Black Friday y consideramos comprar un iPad o un Kindle para compartir, pero terminamos decidiendo no hacerlo. Realísticamente, uso mi MacBook o mi celular para todo, y tras pensarlo bien, entendimos que no lo necesitamos. Simplemente leo libros en mi teléfono, y funciona.

Si surgen más pensamientos, puedes anotarlos aquí:

Considera pedirle a tu asistente ChatGPT otras maneras de ahorrar dinero. Cuando lo hice, me sugirió reemplazar los regalos comprados por experiencias hechas en casa o compartidas, opciones más significativas:

"En lugar de comprar regalos de cumpleaños, ofrece a alguien una comida casera, una caminata por la naturaleza o una noche de películas con bocadillos acogedores. La conexión es el lujo supremo."

Sugerencias de *prompts*:

¿Cuántos regalos puedes reemplazar este año con experiencias acogedoras compartidas?
¿Puedes calcular mis ahorros anuales?

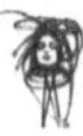

Ahora, elevemos tus momentos de *hygge* con algunas burbujas de lujo.

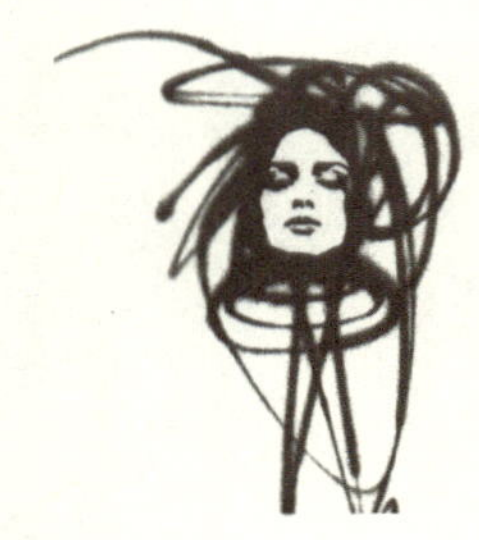

Burbujas

bobler

Asocio las bebidas con burbujas con pasarla bien con mis amigas. ¿Y tú?

Con la ayuda de la familia y los amigos de Fernando, logramos abrir *Bajer Brewing*, una cervecería con taproom, en un par de años en Tijuana.

Nuestra visión era llevar con nosotros algo de nuestras queridas vibras de Berlín, incluida la escena de música electrónica. Trabajamos a todas horas y nos divertimos muchísimo haciéndolo. Nuestro mundo giraba en torno a las bebidas con burbujas.

No solo cerveza artesanal: también preparaba hidromieles semisecas y espumosas en la tradición vikinga de Dinamarca. Empezó como un experimento divertido, pero pronto la mitad de nuestras llaves servían hidromieles frutales. Disfrutaba hacer algo manual mientras atendía mil otras cosas propias de dirigir una empresa pequeña.

Como mujer navegando una escena cervecera dominada por hombres, encontré alegría en forjar mi propio camino: mezclando tradición, innovación y, se podría decir, un poco de rebelión en cada trago burbujeante. En mis primeros años conocí mujeres fuertes y capaces. Me ayudaron a moverme en la cultura mexicana y me regalaron hermandad.

Mi cuñada Abril me ayudó a entender este nuevo mundo, y nos unimos en proyectos creativos. Me llevó al salón de su cuñada, Perla. Perla resultó ser una estilista con mucho colmillo, emprendedora, y una consejera esencial sobre cómo ser jefa en México.

Resultó que Perla adoraba la serie danesa *Rita*. Decía que le resultaba extrañamente familiar: esa mujer ruidosa, sin disculpas, que amaba con fuerza, cometía errores y se negaba a encajar en las expectativas de nadie. Parece haber algo en el alma mexicana que resuena con ese tipo de honestidad: un apetito compartido por la emoción, por estar plenamente vivos.

Tal vez eso conecta nuestras culturas: bajo las diferencias de superficie, ambas celebran lo imperfecto de ser humano. Ya sea por la irreverencia de *Rita* o la honestidad brutal de los cineastas de *Dogme*, seguimos volviendo a la misma verdad: que la vivacidad vale más que la perfección.

En un festival de cannabis conocí a Armenui, cantante tijuanense y creativa. Yo servía hidromiel y cerveza para promover la cervecería, y nos pusimos a hablar. Al día siguiente, vino al taproom y planeamos una collab de bebidas con CBD y música en vivo.

Fue el inicio de una amistad preciosa y apasionada. Pasábamos el rato en su estudio de música. A veces compartíamos una botella de burbujas locales y una línea mientras escuchábamos música, o ella cantaba para mí. Un espacio creativo donde otros artistas se dejaban caer a compartir historias. La apertura de Armenui, al amor, a la belleza, a hombres y mujeres, se siente como una extensión natural de su espíritu.

Si algo sabemos hacer las mujeres, es tejer redes. Volveremos a esto más adelante.

Armenui y sus amigas me enseñaron cómo lidiar con la policía si me abordaban estando sola. Estas mujeres no se dejaban domar; llevaban armas ocultas por si acaso. Pese a la reputación de Tijuana, me sentía segura caminando por las calles, incluso de noche. A menudo regresaba sola a casa desde nuestro bar: era un trayecto corto.

Me rehúso a hacer más pequeño mi mundo por miedo. El miedo es lo que impide a las mujeres pararse en su Poder Interior, lo que corta la posibilidad de una vida en libertad. He viajado por el mundo, muchas veces sola, y la mayoría de los lugares con fama de peligrosos tienen sobre todo eso: fama. Una opción es tomar una clase de autodefensa. No solo puede expandir tu sentido de libertad: también puede ser una experiencia poderosa (y divertida) para compartir con una amiga.

Luego llegaron los cocteles artesanales en barril. Preparaba 11 galones (40 litros) de Mezcal Mule o G&T. Siempre con ingredientes naturales, como raíz de jengibre orgánica y hierbas. Así no comprometíamos la calidad y podíamos mantener el precio.

Teníamos un objetivo clarísimo: crear un espacio donde todos fueran bienvenidos. Tal vez no lo sepas, pero Tijuana tiene una cultura muy inclusiva y una vibrante comunidad LGBTQ+.

Con el tiempo, la cervecería se volvió un *speakeasy* alrededor de DJs locales. Fernando y su hermano Franco son DJs talentosos y experimentados, así que fue natural sumarlo al bar. En ese espacio, yo podía bailar y conectar con mi gente. ¡Buenos tiempos!

Ahora que vivimos en Albuquerque, recupero el lujo de los cocteles artesanales preparando cantidades pequeñas para amistades. Como muchas mujeres antes que yo, aprendí a convertir la fermentación y el sabor en expresiones de libertad y creatividad.

Uso Drinkmate porque también puede carbonatar otras bebidas sin pulpa. En esencia, puedes devolverle las burbujas al Prosecco, la hidromiel o la cerveza que se quedaron sin gas en el refri, o hacer sidra casera sin alcohol con tu jugo de manzana prensado en frío. Lo que imagines. No tiene cables, así que puedes ponerlo en cualquier lugar de tu cocina.

Si tú también sueles beber bebidas con gas o agua mineral, considera comprar un gasificador. El ahorro es grande si te hidratas con refrescos saborizados o latas de seltzer. Puedes ahorrar al menos $45 al mes (o $540 al año) si bebes dos latas al día. También te ahorras el viaje a la tienda y el espacio en el refrigerador. ¿No es mucho más fácil cocinar cuando puedes ver lo que hay en el refri?

Entre Fernando y yo bebemos más de 3 litros al día, así que siempre tenemos dos botellas en el refri. Calculé que así ahorramos más de $1800 al año.

También tengo debilidad por el ginger beer, pero la mayoría de las marcas son demasiado dulces para mi gusto, así que preparo un concentrado de jengibre fermentado listo para gasificar cuando se me antoje. También sirve cuando quiero un Mezcal Mule con piquete.

Puedes hacer cualquier sabor que te guste, con jarabes caseros o comprando jarabes listos. Tal vez quieras usar el jarabe de maple con vainilla real que hiciste para tu café como alternativa a otro refresco dulce. Si prefieres burbujas sin endulzar, unas rodajas de pepino o cítricos, o hierbas como romero o menta, convertirán la hidratación en una experiencia de Lujo Interior.

Como con el café, también puedes llevarlo contigo. Solo asegúrate de que tu botella soporte la presión del CO_2 y manténla fría. Me gusta la marca danesa minimalista de Lars Nysøm. El diseño estilizado añade un toque de glamour a mis caminatas.

Transportar agua y otras bebidas deja una gran huella de CO_2 en el planeta: es peso que mover. Dicho esto, sería maravilloso dejar de importar aguas con gas caras y "fancy" a los restaurantes. Sé parte del movimiento y pregunta si tienen marcas locales.

Una lata típica de Coca-Cola contiene unas 10 cucharaditas de azúcar refinada (39 g). Si quieres bajar el azúcar, intenta carbonatar agua y añadir un chorrito de jugo de cereza ácida o el jugo de toronja con una ramita de romero. O trae México a casa con una soda de tamarindo con chilito.

Estos cambios sencillos te ayudan a acostumbrarte a alternativas menos dulces y más naturales, sin dejar de sentirte consentida. Al hacer tu jarabe simple tú misma, evitas el jarabe de maíz y sumas micronutrientes. Es una forma fácil de entrenar el paladar hacia versiones menos dulces.

Dale ese toque de lujo eligiendo un vaso de cristal pesado con hielos y quizá una rodaja de limón. O, de vez en cuando, un toque de ron o tequila de calidad.

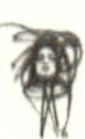

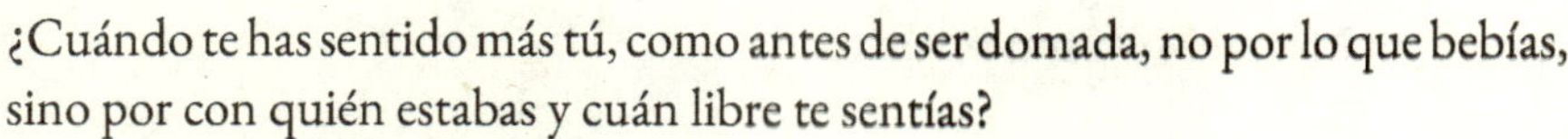

¿Cuándo te has sentido más tú, como antes de ser domada, no por lo que bebías, sino por con quién estabas y cuán libre te sentías?

¿Cuál es tu bebida con burbujas favorita?

¿Cuántas latas o botellas con burbujas bebes al día?

Si es un refresco con azúcar o ingredientes artificiales, ¿con qué lo puedes reemplazar?

¿Cuál es tu termo para llevarlo contigo?

¿Cuánto dinero ahorras al año al cambiar a un gasificador? $ _______

Si tu refri tiene máquina de hielo integrada, también estás haciendo un favor al planeta. Evitas bolsas plásticas, transporte innecesario y el consumo energético asociado a la producción y distribución de hielo. Es un pequeño gesto cotidiano que reduce fricción en tu vida —y carga para la Tierra.

Anota aquí tus posibles ahorros de tiempo y dinero —por ejemplo, cambiar latas azucaradas por un gasificador:

¿Cuánto dinero puedes ahorrar al año si sumas todo? $ _______

¿Cuánto tiempo puedes ahorrar al año? _______ horas

Escribe aquí más reflexiones:

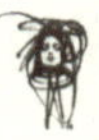

Mientras te sientas con tus burbujas en tu *hyggehjørne*, reimaginemos tu casa —no solo como un lugar para vivir, sino como el refugio que siempre has anhelado.

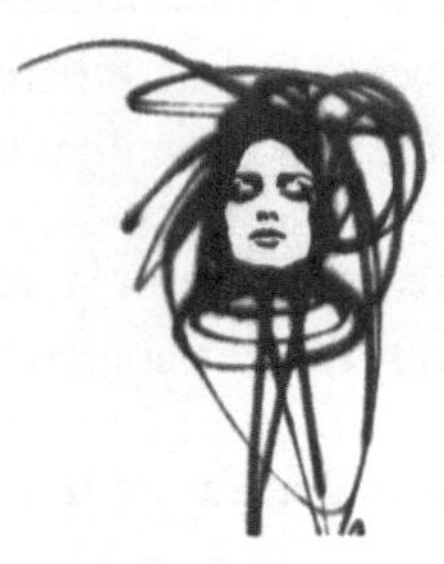

Hogar

hjem

Cuando entras a tu casa, ¿cómo te sientes? ¿Complacida y relajada? ¿Molesta o estresada? ¿Tu hogar está libre de desorden o alguien más hizo un tiradero? ¿La cocina está como la dejaste por la mañana?

¿Cuántas mujeres conoces que suelen terminar recogiendo lo que otros en la familia dejan?

¡Me imagino que demasiadas! Para muchas, esto es una fuente significativa de estrés y causa discusiones casi diarias con la pareja. Si eres soltera, disfruta que cualquier desorden es tuyo. Si no, definitivamente vale el esfuerzo lograr que tu familia recoja lo suyo y comparta las tareas diarias.

La recompensa es instantánea. Se sentirá como si estrenaras casa de diseñador y tendrás más tiempo despreocupado para *hygge*. Si diseñas tu hogar para que todo tenga un lugar asignado, todxs sabrán dónde va cada cosa. Cuantas menos cosas tengas, menos desorden y, por tanto, una atmósfera más calmada.

Minimalismo no significa vivir en una casa clínica ni deshacerte de tus cosas favoritas; apunta a un entorno sin estrés. Cuando eliges cada objeto con cuidado, lo aprecias más. Por ejemplo, no compres un zapatero barato: considera poner ganchos en la pared para despejar el piso y facilitar la limpieza.

Para mejorar tu ánimo al instante, empieza por la fruta más baja. Esas cosas que te molestan cada día pero que en realidad tomarían muy poco tiempo arreglar.

Si cada vez que abres el refri no encuentras nada, organizarlo y pasar un paño por las superficies te tomará unos 5 minutos. Si compartes con tu familia, acuerden dónde va cada cosa; quizá compren menos a la vez, o consideren un refrigerador que se adapte mejor a sus necesidades.

Pon una canasta hecha a mano cerca de la puerta para que todos tiren ahí gorros, guantes, bufandas, etc., en lugar de saturar la entrada. Si puedes, cómprala a mujeres en economías emergentes como India o África. La clave es darle un hogar a cada cosa en tu casa mientras apoyas a otras mujeres.

Otra regla: compra calidad. Imagina que conservarás ese objeto para siempre, en lugar de caer en la trampa de lo barato que dura poco.

En México hay un dicho: "Lo barato sale caro." Es decir, si eliges lo más barato, al final pagas más. Lo que quieres es calidad a buen precio.

Si sueles comprar cositas baratas cuando sales, piensa si realmente combinan con tu casa o si terminarán como clutter. Ahorra tiempo y dinero cambiando ese hábito: enfócate en cada habitación e invierte en menos cosas, de mejor calidad, que de verdad encajen.

Igual que con el armario: terminas con un guardarropa que usas, no con compras impulsivas que acaban al fondo del clóset. Ordenar el clóset con menos ropa y de mejor calidad resuelve el problema, igual que tu casa será un placer habitarla.

¿Cómo puede apoyarte tu ChatGPT aquí? Los nuevos hábitos consumen energía; quizás él pueda encargarse de parte de lo práctico.

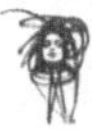

En febrero de 2020, logramos mudarnos a nuestro departamento tipo LOFT en el centro de Tijuana poco antes de que todo cerrara por COVID-19.

Fue emocionante mudarnos a un hogar nuevo que podíamos hacer completamente nuestro, después de años rentando y, antes, vivir con mi suegra mexicana.

Habían sido dos meses intensos de trabajar sin parar para dejar el nuevo hogar perfecto. Yo era una amateur experimentada: ya había hecho el interiorismo de nuestra cervecería y taproom. Ahora diseñaba una casa en una bodega antigua con un pequeño equipo local de cuatro personas hábiles y, por supuesto, con el aporte de mi pareja.

Fue trabajo duro, sobre todo porque mi español era limitado y la comunicación agotaba. Pero la recompensa valió la pena.

Nuestros amigos y familia pensaron que estábamos locos. El edificio industrial llevaba más de cinco años vacío, y personas sin hogar habían entrado a vivir ahí. Para nosotros, sin embargo, era un lienzo en blanco: solo nuestra imaginación ponía límites. 2260 ft^2 (210 m^2) de posibilidades.

Despertar en nuestra casa nueva era un sueño. Con tiempo en las manos, me dio curiosidad la teoría detrás de lograr la atmósfera adecuada. Tras un poco de investigación —cuando por fin tuvimos internet— encontré una certificación de interiorismo acreditada globalmente del Interior Design Institute en Sídney, Australia.

La certificación estaba pensada para un año y sonaba como el equilibrio perfecto entre teoría y módulos prácticos que podría aplicar de inmediato en nuestro hogar. Como el dólar australiano estaba débil, el curso me salió a muy buen precio, así que no afectaría mucho nuestros ahorros. Estaba emocionada y lista.

Al final tomó un poco más de un año, te hacen trabajar en serio. Poco a poco, nuestra casa tomó forma con esos detalles que solo el interiorismo puede dar. Hay algo mágico en estar en ese estado creativo y dejar que las ideas se vuelvan realidad.

Conservamos las cortinas de acero al frente, así podíamos estacionar el carro dentro y ganar privacidad y seguridad. Usábamos materiales lujosos por dentro y, por fuera, parecía una bodega más. Lujo Interior, ¿verdad? No necesitábamos presumir ni atraer intrusos.

Quise jugar con el estilo industrial acorde con los muros de concreto y techos altos. Localicé un yonque y encontré puertas metálicas viejas, gabinetes e incluso jaulas de pájaros que convertí en puertas corredizas, un divisor de regadera, lámparas y un mueble para el lavabo. Reciclar y upcycling.

En contraste, compré sanitarios de diseñador, regaderas de masaje lujosas, grifos etc., para un toque más contemporáneo.

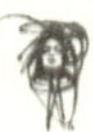

Un principio muy simple en interiorismo es "la ley de la armonía".

El diseño interior se inspira en el equilibrio de la naturaleza porque complace a los sentidos. Apunta a que los colores de tu casa sean aproximadamente 60% un tono natural y calmante (blanco, crema o gris): suele ser paredes, pisos, techos y muebles principales. A esto le sumas 30% de un color similar en tonos más claros u oscuros. El 10% restante es tu color de acento, y aquí puedes volverte tan audaz como quieras.

Cuando elegí la paleta para nuestra casa, escogí dorado como acento e incluso repasé un mural original de nuestra pared con oro y negro. Con la rueda de color, era el contraste perfecto frente al 60% de concreto gris y el 30% de paredes y muebles blanco crema.

Los toques pequeños —cojines, lámparas, un cuadro favorito o hasta tu hervidor eléctrico— pueden llevar un toque del color acento. También puedes hacer que resalte una silla de diseñador. Piensa en esos objetos acento como accesorios: como en tu guardarropa, dan el último toque.

Teníamos un presupuesto de $50,000 para todo, ¡incluida energía solar! Tuve que ser creativa. Construimos toda la cocina en concreto: dibujé con gis la cocina en el piso antes de decidir el diseño. Fue divertidísimo. En ese punto, el equipo mexicano pensó que se me había ido la onda. Ellos veían basura que yo había traído del yonque en vez de un estilo mexicano tradicional.

El callejón detrás del edificio se convirtió en un jardín largo y angosto. Un hueco grande en el muro se volvió una barra de desayuno en la cocina, donde podías sentarte a tomar tu café matutino o compartir un mezcal con amistades.

Para hacer el hueco, el maestro me dio un marro enorme con una sonrisa. Durante el proyecto comía tacos con la cuadrilla al mediodía, y nos volvimos un equipo muy unido. Le divertía que yo fuese tan hands-on. Un choque cultural, pero funcionó.

Contratamos a una empresa para poner paneles solares en la azotea plana, y el resto lo usamos como terraza. Si quieres ver más fotos del proyecto, visita @detsign en Instagram.

Me gusta sentirme enraizada al dormir, así que nuestros colchones king de buena calidad fueron directo al piso, cubiertos con lino de alto gramaje y almohadas para un look minimalista. Recomiendo lino o algodón orgánico: la sensación es suavísima y duran toda la vida.

Queríamos un elemento lúdico, así que empecé a dibujar en las paredes y pusimos un columpio en la sala frente a la cocina. Cada visita era un gusto verlas/os columpiarse con sonrisa de niña/o.

El diseño de luz es lo más difícil. Cuando nos mudamos tres años después, hacia nuevas aventuras, honestamente aún no lo lograba. A nuestro inquilino actual, en cambio, parece gustarle la atmósfera más oscura, tipo cueva. Regla útil: para una atmósfera *hyggelig*, usa luz cálida en islas por la casa, y solo luz más directa y fuerte en la cocina, donde trabajas.

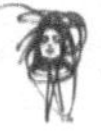

Entonces, ¿cómo te sirve esto?

Este proyecto es un ejemplo para darte algunos *guldkorn* (pepitas de oro) de mi certificación, para que puedas darle a tu casa la atmósfera correcta si aún no la tiene. Sea cual sea tu estilo, quizá quieras considerar:

¿Hay algo en tu casa que te molesta y te gustaría cambiar/optimizar?

Haz un proyecto en Todoist con posibles cambios y avanza gradualmente si necesitas ahorrar o buscar el objeto exacto. Considera si tienes piezas que te gustan muchísimo e inclúyelas en tu diseño.

Pasamos mucho tiempo en casa, así que optimizarlo vale la pena. Recuerda: tu mundo interior se refleja en tu mundo exterior. No buscamos perfeccionismo. Un hogar se vive y es un lugar para relajarte. Sea lo que sea eso para ti, hazlo tuyo.

Por desgracia, muchas cosas modernas para el hogar son de baja calidad.

Si, por ejemplo, tu cocina necesita una mejora, evita terminar con muebles de triplay barato y losetas vinílicas. Muy pronto se verán gastados, porque la cocina es una de las autopistas de la casa. Piensa: ¿cuántas veces al día abres y cierras gabinetes para picar, comer, beber y cocinar?

Si tienes la suerte de vivir en una casa mid-century, considera rescatar elementos originales. Aquello se construía para durar. Si necesitas ideas, hay inspiración infinita en Pinterest, y tu ChatGPT puede ayudarte a darles vida.

Los contrastes de textura se pasan por alto a veces. Jugar con liso/áspero, brillante/mate añade profundidad. Por ejemplo, cojines de distintas formas, patrones y telas hacen tu casa más interesante.

Las tiendas de segunda, Facebook Marketplace o antigüedades son minas de oro para encontrar piezas originales y mezclarlas con lo contemporáneo. Un candelabro de una iglesia antigua puede ser un acento valioso.

Un último punto: considera aprender a usar un taladro básico para no depender de ningún hombre. Es facilísimo tras un par de intentos: cuelgas cuadros o pones ganchos sin problemas. ¡Hasta los venden en rosa si te gusta!

Aquí hay grandes ahorros que hacer.

Los muebles son caros. Las interioristas son caros. Si encuentras piezas de segunda mano que duren para siempre, llevas la delantera. Madre Tierra agradecerá tus decisiones. Pero lo más importante: cuando tu familia sabe dónde va cada cosa, te ahorras horas de frustración. Sé paciente y prepárate para negociar. Enfócate en una habitación a la vez.

Ahora, mira a tu alrededor:

¿Qué colores tiene tu casa?

¿Elegiste esos colores a propósito?

¿Estás contenta con la paleta?

¿Más o menos cumple la regla 60/30/10?

¿Puedes hacer algo para acercarte a esa regla y crear armonía?

¿El mobiliario está dispuesto de modo que sirva a tus necesidades?

¿Ya tienes un *hyggehjørne* o te gustaría crear uno?

¿Cada objeto en tu casa tiene un lugar asignado, un hogar?

¿Tu familia lo sabe y participa en guardar las cosas? Si no, ¿puedes acordarlo con ellos?

¿Tú (y tu familia) sienten que el layout es funcional?

¿Ofrece privacidad y también zonas sociales?

Si preguntas a tu pareja o hijos, ¿qué les gustaría sumar al nuevo diseño?

¿Qué puedes cambiar hoy?

Si no tuvieras que ceder en nada, ¿qué sería diferente en tu casa?

Haz una lista. ¿Tienes algo en la cochera o el ático que podría formar parte de tu hogar?

-
-
-
-
-

¿O algo para vender o donar si ya no lo quieres?

Cambios potenciales para la cocina:

La sala:

La recámara principal:

El/los baño(s):

Cualquier otra habitación:

El balcón, terraza o jardín:

¿Qué límite podrías fortalecer en tu hogar para sentir más paz?

Si dejas de comprar cosas baratas impulsivas por $50 al mes, ahorras $600 al año y tiempo. Si vendes todo lo que ya no usas o que ya no va con tu estilo, seguramente habrá dinero para muebles de calidad.

Sobre todo, hay tiempo por ahorrar. Si pasas 30 minutos diarios recogiendo y, en cambio, dejas esas tareas a otros, ahorras 3.5 horas a la semana (168 horas al año). Ese es lujo verdadero ganado al pararte en tu Poder Interior.

Anota aquí tus posibles ahorros de tiempo y dinero:

¿Cuánto dinero puedes ahorrar en un año? $ ______

¿Cuánto tiempo puedes ahorrar en un año? ______ horas

Tu ChatGPT puede convertirse aquí en Interiorista completo si quieres. Puede generar moodboards digitales con tus colores, texturas y temas preferidos. Visualizar ideas con mockups de habitaciones según tu estilo. Proponer un layout 3D con las dimensiones que le des. Incluso enseñarte a usar un taladro.

Si ya llevas tiempo con ChatGPT, prueba este prompt:
"Dime qué necesito realmente en mi casa con base en todo lo que sabes de mí." Puede ayudarte a salirte de la casa tradicional para crear una que sostenga tus verdaderas necesidades.

¡Diviértete!

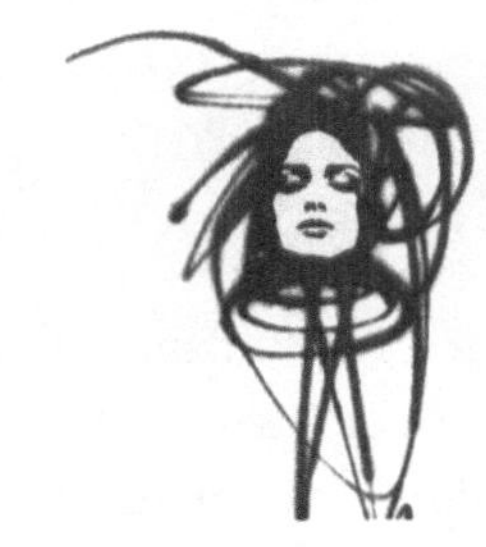

Caminata nórdica

gåtur

"Por encima de todo, no pierdas el deseo de caminar. Cada día camino hasta encontrarme en un estado de bienestar y me alejo de toda enfermedad. He caminado hacia mis mejores pensamientos, y no conozco pensamiento tan pesado que uno no pueda dejar atrás caminando. Pero al quedarse quieto, y cuanto más se permanece quieto, más cerca se está de sentirse enfermo. Así que, si uno simplemente sigue caminando, todo estará bien."

Søren Kierkegaard

La célebre cita es del filósofo danés Søren Kierkegaard, y aunque es de 1847, sigue siendo profundamente vigente.

Me hace pensar que los beneficios de caminar están ligados a cuando éramos nómadas. Algo, sin embargo, ha cambiado. Si algo es un lujo en nuestra sociedad acelerada, es el tiempo, y caminar es un momento donde puedes simplemente estar, presente, sin expectativas, respirando la luz y el entorno.

Olvida el *hygge* y el minimalismo: si algo representa la cultura escandinava, es caminar. De hecho, tenemos un tipo especial de caminata llamada *caminata nórdica*. Cuando vivía en Budapest, todos se burlaban de nosotras, las danesas, diciendo que la caminata nórdica era territorio prohibido para los demás porque nadie podía seguirnos el paso.

Viví con Trine durante cuatro meses en Budapest. Es una mujer gentil, con un corazón firme y valiente. Cuando su esposo francés la dejó, apenas instalados en su nueva vida juntos, ella quedó de pronto varada en un país extranjero, después de años de seguirlo por el mundo.

Había dejado de lado su título universitario, conseguido con mucho esfuerzo, y su propia carrera para apoyar la de él. Y aun así, cuando él fue infiel y el matrimonio terminó, no estaba legalmente obligado a compartir sus ingresos con ella. Diez años juntos, pero como el matrimonio en sí fue corto, la ley francesa lo protegió a él, no a ella.

La injusticia todavía me duele cuando pienso en ello. He compartido su historia con muchas mujeres porque refleja un patrón silencioso que se repite en distintas culturas: mujeres brillantes que atenúan su poder, confiando en que un hombre sostendrá la estructura, y que descubren demasiado tarde que el sistema no las sostiene a ellas.

Pero Trine se levantó. Eligió quedarse en Budapest, reconstruirse, nutrir sus amistades y, con el tiempo, se enamoró de un hombre húngaro que la vio con claridad. Mientras tanto, su ex no permaneció mucho tiempo con la joven profesora de tenis. Perdió a una mujer extraordinaria.

Su historia es una de recuperación y regreso a sí misma: un recordatorio de que cuando una mujer vuelve a su centro, se vuelve intocable —en el mejor sentido de la palabra.

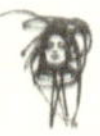

Caminar es algo que todas pueden hacer. Ponte tus tenis favoritos y sal de casa. Tendrás mil excusas para quedarte en tu rincón acogedor, pero te prometo que valdrá la pena, y con el tiempo se volverá adictivo.

Yo recargo energía cuando camino. Cada día, las montañas del fondo se ven diferentes. La naturaleza en Norteamérica me asombra siempre, sin importar dónde me encuentre. A veces me pregunto por qué no hablamos más sobre la naturaleza única y las culturas originarias tan fuertes de este continente. Comparado con Europa, aquí hay tanto espacio para explorar.

Si pasas el día con culpa o frustración por no haber ido al gimnasio otra vez, considera simplemente salir por la puerta y dar una caminata corta. Puede ser un paseo lento o una Caminata Nórdica más activa, donde alargues tus pasos y actives los glúteos. Puedes añadir pesas ligeras en manos o muñecas si quieres un entrenamiento más completo.

Especialmente para nosotras, las mujeres, la presión por hacerlo todo puede hacer que saltarse un entrenamiento se sienta como un fracaso, pero caminar ofrece un ritmo más amable y sostenible.

Me pregunto si Søren se sorprendería al saber que hoy los estudios confirman su idea de "caminar hacia el bienestar"?

Por ejemplo, estudios de Harvard revelan que caminar mejora la función inmunológica y ofrece protección durante las temporadas de resfriado y gripe.

Un estudio con más de mil personas encontró que quienes caminaban al menos 20 minutos al día, cinco veces por semana, tenían 43% menos días de enfermedad que quienes hacían ejercicio solo una vez por semana o menos. Y si se enfermaban, los síntomas eran más leves y duraban menos. A eso se suman beneficios como menor riesgo de cáncer de mama y, por ejemplo, que caminar 6 millas (unos 10 km) por semana puede prevenir la artritis.

La recompensa de caminar es inmediata. Tu azúcar en sangre se estabiliza, y si lo haces con regularidad, perderás peso gradualmente al mantener tu masa muscular y equilibrar el sistema. Incluso puedes usar la caminata como distracción cuando surge un antojo por aburrimiento o tristeza. Así liberas hormonas de la felicidad: endorfinas, dopamina y serotonina. Cuando regresas, probablemente ya olvidaste el antojo y te sientes llena de energía.

Si quieres añadir otro toque de placer, lleva contigo una bebida —caliente o fría, según el clima y la hora del día. En Dinamarca, casi siempre terminamos una *walk & talk* en un café cercano como recompensa.

En mi vecindario en Albuquerque, casi siempre me cruzo con dos mujeres conversando animadamente en su lengua natal, como parte de su rutina. Hay algo silenciosamente poderoso en las mujeres que caminan juntas, compartiendo espacio e historias. No es solo ejercicio: es comunidad, conexión y reclamar tiempo para nosotras mismas.

Cuando visito Copenhague, me encanta quedar con amigas en su barrio para una larga caminata, ponernos al día y luego almorzar o picar algo. Mis amigas son mujeres ocupadas, así que esto funciona para todas. Y así disfruto todos esos manjares daneses con buena conciencia. El aire fresco y la charla me dan esa sensación tan reconocible de *hygge*.

Durante mi última visita en primavera, disfrutaba el olor del mar y el sol en mi rostro mientras esperaba a mi amiga Mie.

Era cerca de la estatua de La Sirenita. Observaba con curiosidad cómo un autobús de turistas japoneses bajaba emocionado y se dirigía al monumento, que pronto desaparecía tras la multitud. Si no has estado en Copenhague, quizá no sepas que la famosa estatua de Andersen es muy pequeña. Colocada en el agua, a unos tres metros de la orilla, desaparece entre los turistas que se agrupan a su alrededor.

La escena es hermosa: el castillo de la Reina al fondo, los jardines, y los guardias que parecen soldaditos de plomo.

De pronto, vi una bicicleta acercarse directo hacia mí. Era Mie. Frenó justo frente a mí, se bajó y me abrazó fuerte, bajo la mirada curiosa de los turistas. Dejó la bici ahí mismo, y nos dirigimos a los senderos, lejos del área turística. A veces tenemos que ponernos al día de todo un año.

Mie es una de las mujeres más fuertes que conozco. Cuando el tiempo avanzó y no encontró a la persona indicada para formar familia, decidió hacerlo sola. Caminar ese camino en solitario requiere una fuerza inmensa.

Primero, el proceso de fertilidad en sí es brutal. Luego vino el desafío de reorganizar su vida en torno a una niña pequeña, mientras seguía impulsando su carrera. Se ha rodeado de mujeres notables que la apoyan —y sinceramente, si hubiera elegido al hombre equivocado, quizá habría enfrentado luchas aún más duras.

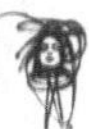

En plena conversación, con las piedrecillas crujiendo bajo nuestros pies, caminábamos por *Kastellet* cuando de pronto Mie dijo: "Oh, supongo que la Reina Mary está paseando a sus perros."

Con un breve y suave "hi", Mary pasó junto a nosotras con sus dos hermosos huskies de ojos azules. Su abrigo estaba abierto, el cabello largo y oscuro flotando en la brisa. Solo ella y sus perros, disfrutando un rato de calidad silenciosa.

Me encanta que Copenhague esté hecha para caminar y pedalear, y que nuestras celebridades se sientan cómodas viviendo una vida normal, sin necesitar guardaespaldas. Un par de días después vimos a su esposo, el Rey Frederik, y a sus dos hijos menores andando en bicicleta cerca de *Nyhavn*.

Quizá el clima explica por qué damos pasos largos y caminamos rápido en Dinamarca. Si caminas conscientemente, alargando el paso, obtienes un verdadero entrenamiento. Agrega una buena amiga, hijas, pareja o perro, y tu *walk & talk* puede abrir conversaciones más profundas que las que se dan cara a cara.

Hay algo en el movimiento y en el contacto indirecto que hace que la gente se abra.

No tiene que ser un paisaje bonito. Si tu barrio tiene calles irregulares, ¡mejor! Subir y bajar activa los músculos alrededor de las rodillas. También puedes simplemente estacionar tu carro un poco más lejos y ahorrar en parquímetro y estrés. Eso se llama nudging: pequeños empujes que cambian hábitos.

Si trabajas en oficina, sal a caminar en tu descanso para recargar energía. Cuando tuve una nueva jefa en mi etapa de consultora de salud en Copenhague, tenía la cabeza llena de pendientes. Así que la saqué a caminar, mostrándole el área donde más trabajaba, con inmigrantes. Nunca lo olvidó.

Caminar también puede transformarse en senderismo si buscas más ejercicio. Y claro, también puedes correr. Lo importante es empezar poco a poco, hasta que tu cuerpo y tu mente integren el hábito como un ritmo natural de vida.

¿Cuándo has caminado para salir de la pesadez y entrar en claridad? ¿Qué cambió dentro de ti?

¿Podría la caminata regular convertirse en un ritmo suave en tu vida?

¿Cuándo es buen momento para caminar entre semana? ¿Y los fines de semana?

¿Prefieres caminar sola, con una amiga, tu pareja, tus hijos, tu perro o un/a colega?

¿Qué hora del día te funciona mejor?

¿Con qué frecuencia te gustaría caminar?

Piensa en alguien a quien te gustaría invitar a una *walk & talk*. ¿Qué te gustaría compartir o escuchar durante el camino?

¿Te gustaría hacer senderismo, o prefieres caminar por tu vecindario?

¿Te gustaría llevar contigo una bebida lujosa en tu caminata?

¿Te gustaría combinarlo con un café, restaurante o bar?

¿Te gustaría transformar la caminata en trote o carrera también?

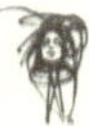

Quizá hayas oído hablar del Camino de Santiago, que cruza España y Francia, o del Pacific Crest Trail en EE. UU. Ambos atraen a miles de personas cada año, a menudo como parte de un viaje espiritual.

Me inspiran las mujeres valientes que se colocan una mochila y caminan hacia una nueva versión de sí mismas. Dejando atrás el equipaje invisible que ya no necesitan y regresando con propósito renovado. La libertad de pararse en su Poder Interior.

En Dinamarca hay senderos parecidos, sin montañas, pero con su propio encanto, como *Hærvejen*, que te hace sentir que estás en tu propio viaje de heroína, cruzando campos con el mar siempre cerca. Pequeños ferris te llevan de isla en isla.

Tengo la idea de recorrer Dinamarca lentamente: parte a pie, parte en tren. Tengo amistades y familia en todo el país. Imagino caminar durante semanas e invitar a la gente a unirse por medio o un día entero para conversar.

A lo largo del camino hay refugios y B&Bs acogedores que ofrecen comidas locales orgánicas y alojamiento. Así podríamos reencontrarnos, y yo disfrutaría mi tierra natal al máximo. Celebrar a mi nómada interior, antes de ser domada.

¿Tienes el sueño de desafiarte con una caminata larga?

Si es así, ¿dónde te gustaría explorar?

Imagínate planificando este viaje. Descríbelo con detalle:

Kierkegaard diría que el hábito de caminar puede mantener a raya tanto enfermedades físicas, como la diabetes, como mentales, como la depresión. Así que, potencialmente, podrías ahorrar mucho dinero y tiempo médico. Si haces cambios en tu rutina de salud, consulta primero con tu médica o profesional de la salud.

Digamos que además dejas el gimnasio. Una membresía básica suele costar el equivalente a 15–30 al mes, lo que suma entre 180 y 360 al año, sin importar demasiado el lugar.

Si vives a una distancia caminable de tu café favorito —o incluso de tu trabajo—, también ahorrarás en transporte y obtendrás ese movimiento diario como ejercicio gratuito.

Anota aquí tus posibles ahorros de tiempo y dinero:

¿Cuánto dinero puedes ahorrar en un año? $ _______

¿Cuánto tiempo puedes ahorrar en un año? _______ horas

Tu ChatGPT puede ayudarte a ahorrar tiempo en tareas cotidianas, liberando espacio para tu caminata diaria. También puedes usarlo como entrenador personal, en tus propios términos. Si el gimnasio no es lo tuyo, puede ayudarte a diseñar tu rutina de cuerpo completo.

Y si planeas un viaje largo, puede crear contigo un mapa interactivo con alojamiento incluido.

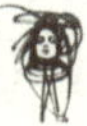

Mientras disfrutas del aire fresco, déjame contarte cómo dijimos adiós a México —sin saber que mi vida estaba a punto de cambiar de formas que aún no podía imaginar.

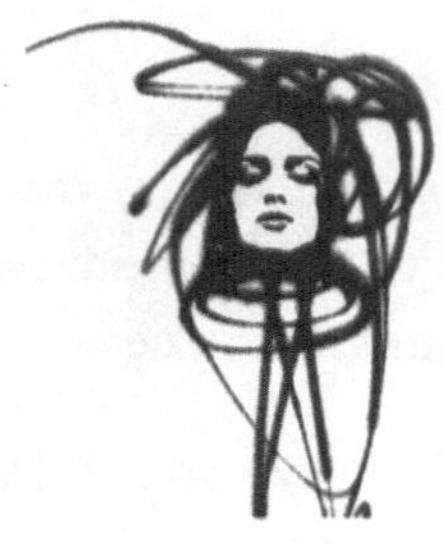

Calidad de vida

livskvalitet

Puede que te sorprendas.

En algún momento, crecimos fuera de nuestra vida en Tijuana. Durante años, nuestro sueño de abrir una cervecería y taproom en un clima cálido fue una aventura emocionante. Sin embargo, después de trabajar duro y también festejar duro, empezamos a desear un estilo de vida diferente. Más reglas y gastos se volvieron nuestra realidad, y nuestros ingresos eran mínimos.

Elegimos una vida despreocupada en México en busca de una mejor calidad de vida, pero poco a poco se desvaneció. Aquellos días hermosos de comer mariscos al sol quedaron ensombrecidos por el estrés cotidiano.

Pasamos un par de años viajando por México, con la intención de construir un nuevo hogar con más naturaleza y menos estrés que el de llevar una pequeña empresa. Incluso compramos un terreno en Todos Santos, pero pronto se volvió muy turístico y caro.

Luego consideramos Campeche, en el sur, y casi compramos una pequeña casa adosada hasta que decidimos que, al final, sería demasiado tranquilo para nosotros. Finalmente, empezamos a mirar al otro lado de la frontera con Estados Unidos, y Fernando investigó dónde el clima y la naturaleza eran ideales. Decidimos tomarnos un año, alquilar nuestro departamento en TJ y ver qué pasaba.

Alquilamos una hermosa casa mid-century modern en las montañas de Prescott, Arizona, por un año. Fue un contraste pacífico con el bullicio de las calles de Tijuana: bosque y mucha vida salvaje.

La primera mañana me desperté con los perros ladrando porque una banda de pavos salvajes pasaba por ahí. Ver venados se volvió casi diario, y ocasionalmente aparecían serpientes y escorpiones en el patio. Los animales nos robaban los tomates por la noche y los jabalíes volcaban la basura algunas mañanas buscando restos. Por la noche había tanto silencio que tuve que aprender a dormir en esa calma.

Amamos el contraste con la jungla de concreto.

Con gran parte del estrés atrás, y la cervecería y el taproom principalmente en manos de nuestro equipo, éramos libres para iniciar un nuevo capítulo. El único problema era que despertaba sintiéndome como una mujer mayor.

Me dolían articulaciones y músculos; a menudo tenía dolor de cabeza. Estaba cansada todo el tiempo, a veces dormía siestas. Piel y pelo secos, incluso los ojos. No lograba quitarme esos kilos extra de la cintura hiciera lo que hiciera. Dormía mal y, a ratos, tenía bochornos intensos.

Como habíamos eliminado los estresores, estos síntomas me sorprendieron. Mi mamá tiene fibromialgia y me preocupaba que me estuviera pasando lo mismo. Una charla con mi gran amiga Tina, experta en mindfulness y trabajo corporal, resolvió el misterio: iba directo a la perimenopausia. Descubrí que eran síntomas comunes. Por más feliz que estaba de casi no menstruar, me asusté. ¿Cómo podía mi cuerpo "traicionarme" así?

Tina me envió un podcast con la dietista Janice Bissex, especializada en cannabis holístico y menopausia. Fue una gran entrevista donde explicó por qué el CBD puede reequilibrar el cuerpo.

Aparentemente, tenemos receptores por todo el cuerpo —el sistema endocannabinoide. En la menopausia, disminuyen los niveles de estas "cannabinoides de dicha", lo que podría explicar dolor articular, problemas de sueño y cambios de humor, entre otros. Según Janice, el CBD ayuda a retener más de esos compuestos. Los estudios también muestran que puede mejorar el metabolismo y la salud intestinal, con efecto positivo en el equilibrio de peso.

Mi pareja lleva años usando CBD y THC para dormir tras dejar la marihuana, así que ya tenía una buena experiencia. Compramos una tintura orgánica de espectro completo en la dispensaria local y me lancé. No tenía nada que perder.

Tras dos semanas me sentí mucho mejor y cesaron los dolores de cabeza. Al mes, casi había vuelto a un cuerpo funcional. Tuve un último periodo y supongo que mi cuerpo decidió que ya no los necesitaba. También reduje esos cocteles de autor que tanto disfrutaba y añadí más verduras y alimentos ricos en estrógenos.

Tardó más de un mes en que mi cuerpo soltara esa capa extra de grasa protectora. Gradualmente, en un año, bajé 5 kg (11 lb), y hoy estoy mucho más contenta con mi cuerpo: sigo curvilínea y femenina, pero sin ese exceso hormonal en la cintura. Tenía un arma secreta que revelaré más adelante en el libro.

El único efecto secundario inicial fue que mis sentidos estaban más alerta. En mis caminatas me sentía más conectada con la naturaleza. Han pasado casi dos años y solo cuando viajo largo tiempo sin CBD empiezo a notar de nuevo la rigidez en articulaciones.

Esto no es consejo médico sino mi experiencia personal. Consulta siempre a un profesional de salud antes de iniciar cualquier tratamiento o suplemento.

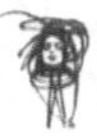

El punto de esta anécdota es que la calidad de vida, en buena medida, la define la ausencia de dolor ¿verdad?

Quienes han pasado periodos de dolor suelen estar de acuerdo: un cuerpo feliz y funcional es la base de la calidad de vida. Es difícil disfrutar si te duele algo día y noche. Cuidar el cuerpo es esencial para una vida de Lujo Interior .

Si aún no tienes algunos hábitos sólidos, ahí conviene empezar. Piénsalos como cimientos tejidos suavemente en tus días para sostener todo lo demás. Viene a cuento la pirámide de Maslow: sin base estable, cuesta alcanzar niveles superiores.

Empieza con lo esencial: comida real, mucha agua y movimiento diario. Añade buen sueño para que cuerpo y mente tengan energía. Un hogar tranquilo, con aire fresco y temperatura cómoda, te sostiene más de lo que imaginas.

Rodéate de personas que te hagan sentir vista —la risa, en especial, es medicina. Y sí, una sensación de estabilidad financiera crea el espacio para que todo florezca.

Exploraremos todo esto con más detalle luego. Pero antes, pausemos en algo simple y poderoso: la ausencia de dolor.

Si sientes algún dolor diario, ocúpate. Tomar ibuprofeno u otros para anestesiar es solo a corto plazo. Postergar solo te hará despertar una y otra vez con el mismo problema.

No hablo desde una superioridad: también postergo y espero que pase solo. Ahora mismo, mi hombro izquierdo me molesta. Hay días que no puedo vestirme sin hacer mueca, y aun así voy dejando que "ya se pase".

Tomar Tai Chi resultó mi solución. Sea lo que sea, haz un plan de sanación ahora. Si parece mucho, empieza pequeño; un hábito a la vez te irá moviendo hacia una mejor calidad de vida.

¿Tienes buenos hábitos básicos?

¿Llevas algún dolor en cuerpo o mente ahora?

Si es así, ¿puedes hacer una cosa pequeña al respecto ahora mismo?

¿Dónde puedes encontrar tiempo y recursos para un plan realista?

¿Puedes recibir apoyo de tu red?

¿Cómo podrías evitar el dolor en el futuro?

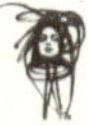

Pero claro, calidad de vida no es solo ausencia de dolor:

> "Definir un estilo de vida de lujo es crucial, pues te permite alinear tus elecciones con valores y preferencias personales, fomentando autenticidad e individualidad. Esta definición personalizada también promueve la responsabilidad financiera al guiarte a decisiones conscientes e informadas sobre cómo asignar tus recursos".
>
> Viveura

Digamos que tu cuerpo está fuerte y sano. Gran base. Mi siguiente pregunta es:

¿Sientes que realmente tienes calidad de vida o hay cosas que te pican por dentro?

Primero, haz una lista de lo que te funciona a lo largo del día:

-
-
-
-
-
-
-
-
-

¿Qué no te funciona?

-
-
-
-
-
-

¿Cómo puedes cambiar eso?

Haz una lista de cosas que te dan sensación de calidad en tu vida:

*
*
*
*
*
*

Mi lista se ve así:

• Una pareja que me entiende

• Un trabajo alineado con mi propósito

• Un buen colchón de ahorros

• Comidas y bebidas ricas y de calidad

• Amistades cercanas

• Libertad para viajar cuando quiera

¿Hay áreas donde estás cumpliendo expectativas sociales (roles de género u otras) en lugar de elegir libremente? Por ejemplo, seguir en un empleo cuando sueñas con otra cosa.

¿Qué necesitas cambiar para elevar tu calidad de vida?

Si pudieras hacer una sola cosa ahora para mejorar tu calidad de vida, ¿cuál sería?

Reflexiones adicionales:

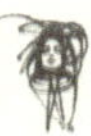

Ir de vacaciones es una aventura, una hermosa pausa del día a día, pero como dice mi mamá, *"Ude er Godt, men Hjemme er bedst"*. En español diríamos: "Como en casa, en ningún sitio." El secreto de una buena vida está en los pequeños momentos cuando logras estar en el ahora y minimizas preocupaciones sobre el marco de tu vida. En México, comíamos fuera tan a menudo que ese sentido de lujo y placer atado a ello se fue diluyendo.

Aprende a amar el proceso en vez de perseguir el objetivo. Si siempre anhelas "algo más", la vida pasará mientras esperas a que empiece. El autor alemán Eckhart Tolle nos recuerda que el único momento real es el ahora. El pasado y el futuro solo existen en el pensamiento.

Mi excolega, Helle Agathe, me lo presentó. Es una mujer notable: una intelectual cuya forma de vivir profundizó mi comprensión de lo que "calidad de vida" significa.

Helle Agathe es severamente alérgica, lo que le exige mantener distancia de la mayoría de la gente. Y aun así nunca lo vio como limitación. En nuestro trabajo, su integridad nos inspiró a todes —nadie usaba perfumes ni productos perfumados para que ella pudiera trabajar segura. Creó un espacio de respeto silencioso donde su entrega florecía.

Extraño nuestras charlas vespertinas y nuestro amor compartido por los gatos, aunque ella no podía tener uno. Con sabiduría, se labró una vida que le calzaba: un hogar acogedor con música clásica, ópera, buenos libros, comidas orgánicas sencillas y veranos acampando junto al mar.

Me enseñó que la calidad de vida no trata de lo que ganamos, sino de cuán profundamente habitamos lo que ya tenemos, y de cuán valientemente trazamos los límites de nuestra vida única.

Para mí, mis caminatas vespertinas, sola, con montañas y atardeceres, me regalan asombro cada noche —pero no podría disfrutarlo si mi día estuviera lleno de preocupaciones. Este libro busca encaminar tu vida hacia más Lujo Interior y menos preocupaciones. Así de simple.

El consumismo se basa en convencerte de que no eres suficiente. Que necesitas "esto o aquello" para ser feliz. Si pasas más tiempo en el ahora, esas "necesidades" se reducen.

Por el contrario, si pasas más tiempo frente a pantallas expuesta a comerciales, crecerán. La industria sabe qué botones presionar para que compres más, pero te aseguro que no elevará tu calidad de vida.

¿Te expones a comerciales en TV, teléfono, radio, revistas u otros medios?

¿Cuánto tiempo y dinero puedes ahorrar al no ver/leer/escuchar publicidad?

Cuando hablamos de bienestar, la pregunta es: ¿a qué sueles temerle? Apuesto a que es "no tener suficiente dinero" o "no tener suficiente tiempo" en el día a día. No estás sola.

Según los CDC, "uno de cada diez estadounidenses mayores de 12 años toma antidepresivos. Las mujeres tienen 2.5 veces más probabilidad que los hombres". Y no es solo en EE. UU.: en casi todos los países con datos, a las mujeres se les prescriben más antidepresivos.

Las razones no son simples: carga emocional real, fluctuaciones hormonales, presión social y un sistema sanitario que receta más rápido de lo que investiga. Muestra cuánto sostienen las mujeres sin ayuda.

Muchas usan estabilizadores del ánimo como solución a "no estar contenta". Los efectos secundarios pueden, por ejemplo, aplanar las emociones. Si tomas antidepresivos y te sientes bien y completa, no toques ese equilibrio. Pero si tienes efectos duros y estás lista para cambiar, considera hacer un plan con tu médico.

Añadir elementos de Lujo Interior también puede sumar a tu felicidad. Si dejas de intentar escapar de tu vida, recuperarás tu tiempo precioso. 1440 minutos al día. Apuntemos a días sin preocupaciones, plenamente presentes.

Reflexiona dónde liberar tiempo y dinero:

¿Cuánto puedes ahorrar en un año en total? $ ______

¿Cuánto tiempo puedes ahorrar en un año? ______ horas

Puedes hacer un plan con tu asistente ChatGPT para abordar cualquier dolor o malestar. También puede preparar preguntas para tu profesional de salud.

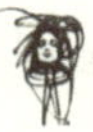

Otra opción: sumar un compañero peludo a tu vida. Podría sorprenderte el impacto positivo en tu salud mental y en tu Lujo Interior.

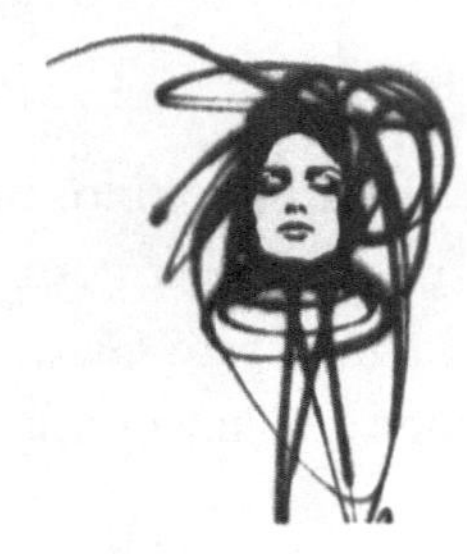

Mascotas

kœledyr

Seguramente has oído que acariciar a un animal peludo calma: baja el cortisol (estrés) y sube la oxitocina y otras hormonas del bienestar.

Algunas residencias de mayores en Dinamarca y Japón adoptan gatos y perros para que sus residentes los acaricien. Nos beneficia a todas las personas.

Conocí a Grace en Tijuana, justo después de mudarnos de la casa de mi suegra a un edificio de departamentos de alta gama. Caminábamos emocionados por las instalaciones; el contraste se veía en cada detalle.

Tomaba el sol junto a la alberca de agua salada con su pareja y su husky el día que llegamos, irradiando la calma de quien se ha ganado su paz. Conversamos con facilidad, compartiendo cómo habíamos llegado a Tijuana.

Nos hicimos amigas rápidamente; nos reuníamos a saborear nuestra nueva vida exótica, siempre con su husky, Tela, como tercera leal.

Con el tiempo, me contó la historia profunda de su vínculo con Tela. Grace sobrevivió a una adicción a la heroína, y Tela fue su salvavidas en ese tramo oscuro. Con su husky, Grace descubrió lo que significa amar incondicionalmente y, a su vez, amarse a sí misma igual.

Grace es un nombre perfecto para ella. Tijuana se volvió nuestro patio de juegos, un lugar para sentirnos salvajes y como antes de ser domadas, como si nos hubiéramos quitado el peso del pasado.

Entonces no sabíamos que sumaría otro capítulo: asentarse con un mexicano, formar parte de una familia y criar dos hijos hermosos. Nació con un solo riñón; ambos embarazos la exigieron al límite, pero Grace sabía lo que quería. Otro ejemplo silencioso y feroz de la fuerza de una mujer.

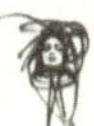

Es definitivamente *hygge* ver TV por la noche con un perro a tus pies o un gato en tu regazo, ronroneando, o jugar a atrapar en el jardín. Además está e

l beneficio añadido de pasear al perro (o al gato) y así sumar pasos y aire fresco al día. Me encanta verles jugar; me devuelve al ahora. Invertimos en una malla para gatos en el jardín para que todxs tengan libertad de juego. Como soy la práctica de la casa, la instalé yo. Suma Lujo Interior porque disfrutamos el jardín al máximo.

Hay una interacción divertida entre nuestros tres gatos y dos perros. Loke, rescatado de las calles de Tijuana, se ha dado la tarea de mantener a todos contentos. Por ejemplo, hace de pacificador cuando nuestro gran gato "Garfield" se pone a molestar a nuestra Gran Danés, que es muy tranquila.

Sigo un proyecto en redes que se llama *Sitting With Dogs*. Un hombre bondadoso, Rocky Kanaka, visita refugios y simplemente se sienta en el suelo del kennel por horas, esperando hasta que un perro traumatizado se sienta lo bastante seguro para confiar. La idea es darles visibilidad para aumentar sus adopciones. Es una serie inspiradora. Algo que dijo se me quedó: "Esto es mejor que ganar la lotería".

Me impactó cuánto refleja el Poder Interior. No fuerza la confianza: la gana con presencia, paciencia y calma. Al "solo" sentarse, transforma miedo en seguridad; y en el proceso, encuentra sentido profundo en sí mismo.

Recuerda que la verdadera riqueza no se mide en dinero, sino en conexión. En un mundo que glorifica la velocidad y el logro constante, quedarse quieta se vuelve radicalmente silencioso. La transformación ocurre en la quietud, no en la lucha. La sanación fluye en ambos sentidos.

Hay algo antiguo en este acto. Sentarse con animales evoca cómo vivían nuestras ancestras: cerca de la naturaleza, guiadas por paciencia, intuición y observación suave.

Es lo que sabían las mujeres nativas mucho antes de que comenzara el domar: que el verdadero poder no está en dominar, sino en relacionarse; no en la fuerza, sino en la presencia. Al practicarlo, reclamamos algo esencial. Y comprendemos, como Rocky, que la riqueza real no es dinero ni estatus, sino los momentos en que vuelven el amor y la confianza.

Si lo piensas, es casi increíble que compartamos la vida con descendientes de lobos y tigres. Antiguos cazadores que ahora se acurrucan en el sofá y nos reciben en la puerta. Ese vínculo es más que compañía; nos recuerda quiénes éramos antes de ser domadas.

A los animales no les importan los títulos ni el estatus; responden a la presencia, la energía y la confianza. Vivir con ellos nos mantiene conectadas a lo primordial y real, un hilo a un tiempo en que vivíamos más cerca de la naturaleza. En muchos sentidos, nos enseñan qué es el Poder Interior.

Pero no nos adelantemos: las mascotas también son mucho trabajo y, por más que ahorres, resultan caras. Piensa si tu vida y finanzas están listas o si prefieres la libertad.

En mi experiencia, los perros dan más trabajo que los gatos; un perro traumatizado, como Loke, aún más. Como nos gusta viajar, también puede ser un lío (y caro) conseguir quien los cuide.

¿Cuándo te enseñó un animal sobre confianza, paciencia o amor incondicional?

¿Te gustaría dar la bienvenida a un peludo en tu vida?

¿Qué mascota encajaría contigo?

Comparte en detalle cómo una mascota sumaría Lujo Interior a tu día a día:

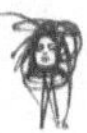

Los juguetes son caros y muchas veces están llenos de químicos. Considera usar sábanas, playeras, leggings, trapos, pelotas, zapatos o calcetines viejos para convertirlos en juguetes.

El favorito de nuestros perros es un tira y afloja con una sábana grande a la que le hice muchos nudos para buen agarre. Como con los juguetes de niñxs, conviene una canasta para minimizar el desorden; así eligen fácil según su ánimo.

¿Sin mascota en casa? Dona cobijas usadas a un refugio o, si tienes tiempo, regala tu presencia como voluntaria.

Las camas para perros o gatos también pueden ser caras, sobre todo para razas grandes. Considera usar un colchón viejo con sábana ajustable y una cobija. A menudo la gente deja colchones en la calle por la molestia de desecharlos: puedes conseguirlos gratis.

Si ya tienes mascotas, seguramente tienes mil fotos. Considera colgar una o dos sobre su cama. Compra marcos en un tienda de segunda mano y ve rotándolas.

Las tiendas de segunda mano son una mina de oro para accesorios: platos, juguetes, pelotas, incluso arneses; y si necesitas una cuna, a menudo acaban ahí.

La comida de calidad también es cara. Según dónde vivas, quizá haya grupos en Facebook u otros donde comprar carne por debajo del precio de tienda para tu mascota.

Si prefieres las croquetas, elige una marca de alta calidad con lista limpia de ingredientes. El primero debe ser siempre una fuente concreta de carne o pescado real (no "harina de carne" vaga ni subproductos). Una lista corta suele ser mejor; y no pasa nada si incluye vitaminas, minerales o probióticos. Evita rellenos innecesarios como maíz, soya o trigo, y colorantes, sabores y conservadores artificiales. Mantendrá a tu mascota sana —menos cuentas veterinarias.

¿Tienes sábanas, calcetines, juguetes infantiles, etc., para convertir en juguete?

¿Puedes hacerlo hoy?

¿Puedes pasar por una tienda de segunda mano para buscar algo que necesites para tu mascota o un marco para esa foto?

¿Tienes seguro para tu mascota?

¿Estarías más tranquila si lo tuvieras?

Si compras un juguete nuevo al mes por $20 y en su lugar usas reciclados, ahorras $240 al año. Si necesitas todo el kit para un perro o gato nuevo, la segunda mano te ahorra cientos.

Reflexiona dónde liberar tiempo y dinero:

¿Cuánto dinero puedes ahorrar en un año? $ _______

Tu asistente ChatGPT puede crear un programa de entrenamiento a medida o calcular si puedes permitirte una mascota en tu situación actual.

Reflexiones adicionales:

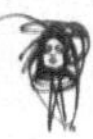

Ahora nos adentramos en el arte de usar tus valores como brújula — esa guía silenciosa que mantiene tu vida en armonía con lo que realmente tiene sentido.

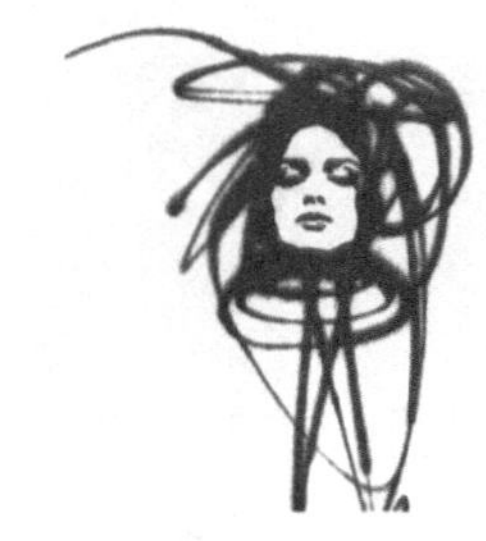

Tus valores

værdier

El documental premiado *Amy* dejó una marca en mí.

Esta británica asombrosa creció con un talento notable y lo logró ante los ojos de la sociedad. Sin embargo, sus valores y anhelos parecían de otra índole.

Hay una escena donde canta con su ídolo, Tony Bennett, en un club de jazz en Nueva York. Está en su elemento. Eso es para lo que quería su talento. Al mismo tiempo, lucha con la codependencia con su novio, girando en torno a drogas y alcohol. Por debajo, su vida se erosiona.

Su segundo álbum la catapultó a la superestrella, pero en su gira europea a menudo estaba tan colocada que apenas podía cantar. Más de una vez, fans decepcionados la abuchearon para que saliera del escenario. El documental lo deja claro: nunca aprendió de verdad a decir no. En muchos sentidos, otra mujer moldeada para complacer, hasta no tener nada que dar.

Amy parece víctima de su éxito. Nunca quiso realmente el foco ni la fama; solo quería cantar como sus ídolos. Cuando estaba en su zona, escribiendo e interpretando en entornos íntimos, se la veía feliz, alineada con sus valores. Fuera de ahí, la tormenta: paparazzi, medios hostiles, seres queridos que la explotaban, y al final, su cuerpo ya no pudo más.

Sus amigas de infancia, sus amigas verdaderas, se apartan cuando ella deja de ser auténtica y se pierde en un mundo que no le pertenece. Tras un tiempo en rehabilitación, parece volver a sí misma y se reconecta con ellas. Por un momento hay esperanza. En una escena habla con su amiga de infancia sobre su ambición y confiesa que en esos escenarios gigantes nunca es feliz; se siente impostora. Poco después, ya no está en esta vida.

Es fácil culpar al padre o al novio. Pero si miras detrás, hay algo más grande: Amy quería honestamente ser cantante de jazz como sus clásicos; el mundo la jaló a otra dirección hasta desconectarla de sus valores. Así se perdió.

¿Qué podemos aprender?

Si te vuelves millonaria subiendo una escalera hasta la cima para descubrir que la apoyaste en el edificio equivocado, ese dinero no vale nada. Quizá era mejor no subir.

Imaginemos a Amy en su Poder Interior, en Londres, cantando en clubes de jazz y haciéndose un nombre, ganando lo suficiente para vivir con cierta despreocupación. Despertando tarde, cantando por las noches y saliendo con su comunidad artística. En esa realidad, se sentiría como antes de ser domada y plenamente alineada.

La historia de Amy no es solo personal: refleja a incontables mujeres enseñadas a rendir, agradar y sacrificar su verdad por aceptación. Es un ejemplo de la desconexión en artistas famosas. La fama rara vez trae felicidad.

Sobran ejemplos en Hollywood y, aun así, nuevas generaciones sueñan con "ser descubiertas" y vivir como sus ídolos. A eso podemos llamarle "lujo ruidoso". Si cambiamos el foco a los valores internos y construimos una vida con Lujo Interior, definida por ellos, la transformación viene de dentro:

"En esencia, el estilo de vida de lujo convierte lo ordinario en extraordinario. Es un compromiso con la comodidad, la conveniencia y el bienestar que se extiende a cada faceta de la vida diaria... En este mundo moderno acelerado, el tiempo ha emergido como el lujo definitivo. Quienes abrazan el estilo de vida de lujo reconocen la importancia del tiempo y priorizan experiencias que les permiten saborear cada momento."

Viveura

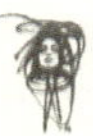

Entonces, ¿cómo usar tus valores como brújula?

Primero, necesitas claridad.

Mi valor más precioso es la libertad. Mi felicidad depende de sentirme libre en mi vida. A veces no lo tengo presente, pero cuando ese valor se presiona, lo siento. Es mi brújula.

Me siento libre cuando tengo dinero suficiente para viajar. Es mi motivación para ser emprendedora. Es por lo que elegí una pareja que me da espacio y amor sin enjaularme. También por eso no tenemos hijos. Y por eso no tenemos hipoteca.

Por eso me atrajo México. Por eso a veces viajo sola e incluso voy sola a conciertos. Por eso no acumulo cosas. Por eso aprendí a ser autosuficiente. Por eso no tengo un trabajo que me impida ir a Dinamarca cuando quiero ver a mi gente.

Mi amiga Merete y yo seguimos muy unidas pese a valores distintos. Ella vive con valores clarísimos: familia, amistades y carrera lo son todo. A pesar de una artritis severa, tuvo dos hijos con su pareja bien elegida. En cada embarazo tuvo que pausar su biomedicación y soportar dolor diario para lograrlo.

Merete es de esas amigas que se desvive por ti. Cuando me ofrecieron el puesto de gerente, me invitó a casa para un *briefing* completo —con rotafolios dibujados a mano, pros y contras. Me dejó sin palabras. Demostró su mente aguda de consultora de RR. HH. y su espíritu creativo. Ya estaba a tope, y aun así se presentó por mí. Así es ella.

Sus valores brillan en cada decisión. Yo no sé de dónde saca energía día tras día. En nuestra amistad, mi rol es recordarle con suavidad que se ponga primero, porque, como tantas, fue moldeada para dar más de lo saludable.

Escribiendo este libro comprendí lo increíbles que son mis amigas, cada una a su modo. Conocí a Majken a través de Merete; conectamos al instante por nuestro amor a la libertad. Viajamos, planeamos en grande, hambre de mundo. La visité en Myanmar, donde enseñaba a jóvenes junto a su futuro esposo, Jens.

Antes de mi llegada, descubrió que estaba embarazada y terminó en un hospital de Bangkok por complicaciones. Aun así, convenció a la doctora de que podía viajar; nos fuimos a una aventura inolvidable por Myanmar. Como de cuento de Andersen.

Se nos rompió el corazón cuando el país volvió a cerrarse. Solo diré: no esperes a que la vida ocurra —haz que ocurra.

Luego, Majken y Jens volvieron a Dinamarca y tuvieron un niño creativo y sensible que finalmente fue diagnosticado con autismo. Les dio la vuelta a la vida.

Viajar se volvió abrumador para él; el valor de libertad de Majken fue puesto a prueba. Encontraron un nuevo ritmo: Jens se hizo cargo del hogar y Majken trabajó a tiempo completo. Hoy tienen dos hijos y siguen explorando —más cerca, en la naturaleza, acampando y viajando.

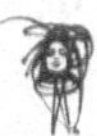

Si eres ama de casa y mamá porque eliges centrar tus valores en la familia, quizá sostienes uno de los roles más poderosos y subvalorados de nuestra sociedad.

Crear un hogar-refugio en un mundo exigente y caótico es revolucionario. Criar hijos emocionalmente sanos y seguros es una forma de activismo. No se trata de perfección, sino de presencia, crecimiento y resiliencia.

Y seamos honestas: que a las mamás se les espere saber cómo cuidar a un recién nacido desde el día uno, sin formación, apoyo ni compensación, es asombroso.

Si tu pareja o comunidad no honra lo que aportas, es hora de reclamar ese respeto —en silencio pero con firmeza. Que tu trabajo no sea remunerado no lo vuelve menos valioso. De hecho, es la columna invisible de la economía. Si tu pareja genera ingresos, nunca debe eclipsar que tú estás contribuyendo tanto o, probablemente, más al bienestar familiar.

La igualdad no es un adorno; es la base de una relación sana.

Mi hermana menor, Nina, lleva con orgullo el título de *soccer mom*, abrazando la maternidad plenamente, de un modo distinto al de Ann y yo. Es inspirador verla transformarse en una mujer fuerte y segura que se para junto a su marido, no detrás. No fue un camino fácil; su primera pareja no era la correcta, pero esa experiencia le enseñó a exigir más.

Hoy, en su familia ensamblada de tres hijos, creó la vida que soñó. Trabaja como enfermera, pero encantada dejaría el empleo por más equilibrio familiar. No por falta de ambición, sino porque criar con amor, intención e igualdad es uno de los legados más significativos. Ha hecho su sueño sin ser domada.

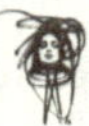

Es importante equilibrar valores con realidad.

La sociedad moderna enfatiza el consumismo y la conformidad. La inmigración, cada vez, pone mis valores a prueba. Mudarnos por nuevas aventuras dificulta encontrar amistades con valores similares. Pero entendí que la vida trata de aprender y crecer, no solo de comodidad. Mira las historias de Merete, Majken y Nina.

Cuando hablamos de lujo cotidiano, no es solo confort: es usar tus valores como brújula para emprender ese *viaje de heroína* donde sientes que vives al máximo. Significa abrazar las dificultades e integrar los contrastes en la trama. Como en los cuentos de Hans Christian Andersen: no vinimos por comodidad; vinimos por transformación.

¿Cuáles son tus valores más importantes?

Reflexiona cómo aparecen en tu vida: ¿qué positivos y qué negativos?

¿Cuándo se pusieron a prueba tus valores y cómo respondiste?

Si pudieras hacer ahora una cosa pequeña para acercarte a tus valores, ¿cuál sería?

¿Cómo beneficiará eso a quienes te rodean?

Imagina tu vida como un viaje de heroína, como en los cuentos de Andersen.
Descríbelo para ti:

Si surgen más pensamientos, anótalos aquí:

El asistente ChatGPT puede ayudarte a analizar tu propio relato de heroína.

Cuando se lo pedí, también sugirió crear un "Club de Rebeldes Silenciosas" en línea o local:
chequeos mensuales de valores, intercambio de historias y libros, celebraciones de auto-honra. Un
santuario para mujeres cansadas del lujo ruidoso.

¿Cuánto tiempo y dinero puedes ahorrar si te liberas de la influencia del consumismo y compras solo experiencias y cosas alineadas con tus valores?

$ _______

_______ horas

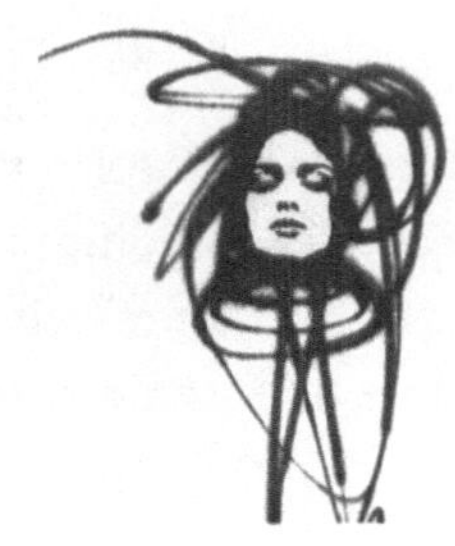

Tu capítulo

dit kapitel

Este es tu capítulo, donde puedes expresarte sin ningún tipo de límites.

Deja que la magia ocurra aquí mismo. Imagina una versión de ti antes de ser domada por la sociedad y las normas sociales. Piensa en tus ancestros. Una versión salvaje, libre de ti misma, lista para mostrarle al mundo quién eres en realidad.

Todas tenemos distintos roles —personas, si quieres—. Somos hijas, hermanas, madres, amigas, parejas, colegas, y así sucesivamente. Si pelamos todo eso y miramos hacia dentro, quizá encontremos una versión que no lleva máscara: nuestro núcleo.

Aquí solo te respondes a ti misma, y cuanto más firme estés en tu centro, menos podrán otros hacerte doblar. Como un árbol de raíces profundas.

Tal vez no sepas cómo describir tu núcleo. Yo no siempre sé cómo describir el mío, pero sé cuándo me acerco a él. Dejo de actuar; me siento antigua y nueva a la vez.

Este capítulo no trata de definir tu núcleo: trata de escucharlo, de sentir su forma en silencio, de dejar que hable antes de que vuelvan las máscaras. No necesitas palabras. Solo honestidad. Solo presencia. Eso basta.

¿Por qué es importante?

Porque si nos conocemos, no tememos estar solas, y es mucho más difícil que nos manipulen. Cuando somos auténticas, somos mejores hermanas, parejas, etc. Atraemos a iguales. Tomamos decisiones más claras. Dejamos de pedir permiso y co-creamos con la gente importante en nuestra vida. Somos más felices y estamos más en paz.

Pregúntate: Si ahora mismo no tuviera que comprometerme en nada, ¿quién soy?

Piensa en las respuestas que has encontrado a lo largo del libro. ¿Qué destaca para ti?

Amy Winehouse sabía en su centro que lo único que quería era cantar. Cuando estaba en su zona creativa, se sentía completa y en calma. Piensa en las canciones que te tocan el núcleo. Tu historia está justo ahí, bajo la superficie. Sea lo que sea que te haga única, asegúrate de que brille.

Mi suegra, Gloria, también se encontró a sí misma a través de su arte después de divorciarse del padre de Fernando. Empezó a crear piezas e instalaciones vibrantes y únicas de técnica mixta, inspiradas en tradiciones mayas y aztecas.

Su obra es audaz, llena de color e historia, como la mujer misma. Es la prueba viviente de que nunca es tarde para reinventarte, especialmente en los cuarenta, cuando a tantas mujeres les dicen que sus mejores años ya pasaron. Entonces sus hijos acababan de irse a la universidad, y una vez me dijo que el arte la salvó. Se convirtió en su salvavidas, en su camino de vuelta hacia sí. En el flujo creativo se siente más viva, más conectada.

Hoy, con 83 años, nadie adivinaría su edad. Sigue viajando a los rincones más lejanos del mundo, abrazando la vida con curiosidad y alegría. La manera en que se mueve por el mundo, enraizada en sus valores y con Poder Interior, me inspira; admiro la fuerza que tuvo que encontrar dentro de sí en una cultura mexicana dominada por hombres.

La prima de Fernando, Carmen, también se nos unió en el viaje. Carmen Treviño es una cantante brillante. Estuvo casada con un artista famoso en México, pero su propio talento pronto eclipsó el de él. Cuando esa relación apasionada terminó, ella también recurrió al arte: crea textiles coloridos y otras piezas que reflejan su espíritu vibrante. Vive desde el corazón y, como Gloria, su presencia se siente intemporal.

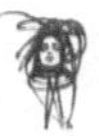

Si te cuesta sentir tu núcleo único, piensa en cuando eras niña. ¿Cuándo te sentías entera? ¿Qué querías ser de mayor? De niñas aún no hemos crecido en nuestros distintos roles; somos más flexibles y, por tanto, estamos más en contacto con nosotras mismas.

Escribe aquí tus reflexiones o prueba a journalear para acceder a tu subconsciente:

Aquí puedes formular tus propias preguntas o reflexiones creativas:

-
-
-
-
-
-
-

Mi ChatGPT tiene dolorosa razón. Durante años confundí el movimiento con la vitalidad, y bueno, sigo aprendiendo.

Llevé este patrón como una herencia invisible. No era solo mío; es herencia de lo femenino.

A las mujeres se nos enseña a dispersarnos, a dar un poco aquí, otro poco allá. Un pedazo nuestro a la pareja, a un hijo, a la carrera, a un sueño. Dejando fragmentos atrás, sin reclamar el lujo de la totalidad. Se nos aplaude por multitarea, pero rara vez se celebra nuestra permanencia. Nuestras raíces. Nuestra culminación.

Este libro también empezó como una de esas semillas. Podría haberlo abandonado cuando se fue el subidón del inicio. Pero quedarme —página tras página, borrador tras borrador— se ha vuelto Lujo Interior.

La disciplina de completar se siente casi rebelde en un mundo adicto a los comienzos. Es el momento en que una mujer decide regar una sola semilla hasta que crece un árbol lo bastante alto como para darle sombra. Tal vez este sea el acto más radical de todos. No empezar. No correr. Sino completar. Sentarse en la riqueza silenciosa de algo entero. Para mí, lo es.

¿Qué semilla en tu vida no está esperando otro comienzo, sino que te quedes con ella, la riegues y la dejes crecer hasta completarse?

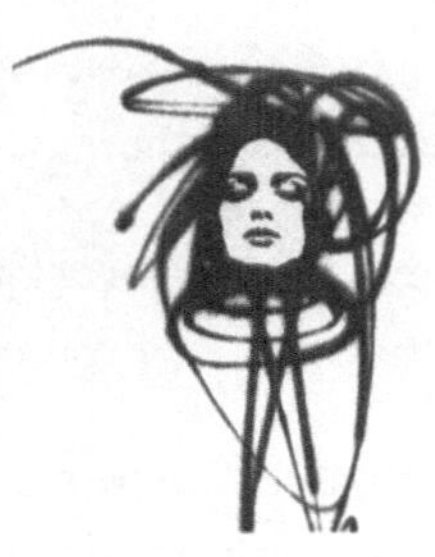

Pausa

pause

Piensa en la última vez que hiciste algo espontáneo —¿te saca una sonrisa al recordarlo?

Ayer, Fernando y yo probamos un restaurante mexicano en nuestro nuevo vecindario. De más está decir que a veces extrañamos un buen almuerzo mexicano auténtico, después de haber vivido seis años en México. Sin grandes expectativas, caminamos hasta allá disfrutando del sol. Al entrar, la decoración colorida y la sonrisa amable de la anfitriona nos dieron la bienvenida.

Ah, esa sensación de libertad cuando pedimos una jarra entera de margarita de pepino con jalapeño y disfrutamos tacos de calidad y ceviche de atún. ¡Fue liberador! Durante solo un par de horas, un martes cualquiera, hicimos una pausa en medio de las tareas y las presiones de la vida.

Esa semana, antes de esa comida, había sido especialmente desafiante: un techo con goteras y el internet roto en el departamento de nuestro inquilino en Tijuana. No exagero si digo que mi pareja pasó cinco días seguidos al teléfono sin resolverlo. Esa es la parte de vivir en México que no extrañamos.

Ese día, Fernando propuso un nuevo concepto: cada uno planearía un día, semana por medio, para sorprender al otro con algo nuevo y emocionante. La semana pasada fuimos a un partido universitario de baloncesto —mi primero. Fue un contraste total con lo que yo habría elegido, y me sorprendí disfrutando de esa experiencia tan "all-American". Estaba vestida completamente fuera de lugar, claro, porque no tenía idea de sus planes, ¡pero eso solo nos hizo reír!

Sin embargo, algo me llamó la atención durante el juego: el equipo de porristas no fue reconocido del mismo modo que los jugadores.

Me impactó cómo estaban colocadas, principalmente para apoyar a los chicos —un telón de fondo del verdadero espectáculo. Incluso cuando hacían una presentación impresionante en los descansos, no recibían los aplausos que merecían. Un tipo al azar, con un lazo y un caballo de peluche, obtuvo mucho más entusiasmo que ellas.

Todas sabemos que aprender las habilidades para coordinar danzas o tener la fuerza para levantar a otras en formaciones humanas es igual de exigente. ¿Por qué no se reconoce más?

A una escala mayor, esto se vuelve un problema cuando se enseña a las mujeres que siempre van en segundo lugar. Ya hablamos de eso en el capítulo *Di no* —aquí vuelve a hacerse evidente.

El otro problema es cómo los hombres son recibidos como héroes, inflando su ego. ¿Tratan luego a las porristas como iguales detrás del escenario?

El movimiento #MeToo dejó claro que las mujeres suelen ser puestas en posiciones donde no se las respeta. Con esta cultura, me preocupa que ese marco se establezca desde temprano.

Imaginemos, en cambio, una versión moderna de Hans Christian Andersen: el equipo de porristas tiene el mismo tiempo en escena. Son recibidas como heroínas, igual que los jugadores. Llenan los descansos con su arte en lugar de entretenimiento vacío.

Se celebra la diversidad: distintos estilos de cabello y maquillaje reemplazan la homogeneidad de chicas con el mismo look. Todos los colores del arcoíris están representados, y las personas LGBTQ+ son bienvenidas. También sería un gran aporte cuando juegue el equipo femenino.

Si fomentamos una cultura inclusiva desde la universidad, podríamos tener una sociedad más igualitaria. Yo, por mi parte, amaría ver a más mujeres jóvenes pararse firmes en su Poder Interior.

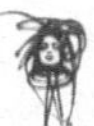

Bueno, volvamos al tema: tomarte un descanso en medio de tu vida ocupada.

Es fácil quedar atrapada en la rueda del hámster: día tras día lleno de tareas y obligaciones. ¿Pero de dónde vienen esas expectativas? En su mayoría, de nosotras mismas, con un buen toque de presión social. En el momento en que rompemos la rutina, sentimos la vida con más fuerza —de repente volvemos al ahora, en vez de preocuparnos por un futuro imaginario.

A mí me tomó seis años en México sacudirme la cultura escandinava de planificar todo al detalle. Como puedes imaginar, es casi imposible planear algo en México —simplemente no es parte de su cultura.

¿Sabías que los mexicanos básicamente tienen dos domingos? ¡El domingo y el lunes! Si cometes el error de querer lograr algo un lunes, estás destinada al fracaso.

Por ejemplo, con la falla del internet. Quisimos ser eficientes y ahorrar tiempo a nuestro inquilino y a nosotros, así que programamos al técnico y al techador para el lunes por la mañana. Un año fuera de México y ya habíamos olvidado las reglas no escritas.

Cuando el técnico no apareció y el techador llamó con una larga historia de que su carro se había averiado, nos miramos y estallamos de risa. Había que soltarlo. Si te enojas, pierdes. Así que mejor reírte y hacer algo divertido.

Entonces la pregunta es: ¿podemos aprender de la cultura mexicana a tomarnos la vida con más ligereza?

Mira la semana que tienes por delante. ¿Te emociona o ya te agota?

Si pudieras hacer una pausa esta semana, algo, cualquier cosa solo para ti, ¿qué sería?

Tu imaginación es el límite. Puede ser algo pequeño o una locura: reservar una noche en un hotel de 5 estrellas en el centro y fingir que eres una celebridad. Vestirte, cenar en un restaurante elegante y luego disfrutar del spa y una tina enorme de lujo. Ahora que rara vez te enfermas, puedes permitirte un día libre con buena conciencia.

¿Cómo sería una pausa loca en tu rutina? No pienses en límites - imagina el escenario más extravagante posible:

Luego, piensa en una pequeña pausa que puedas hacer hoy o mañana:

Si todo en tu vida ya fuera lujoso, ¿qué cosa simple aún te parecería mágica?

Sé turista en tu propia ciudad. Compra entradas de último minuto para un concierto al azar. Vístete como tu pareja y actúa como él o ella toda la tarde. Cada vez que alcanzas el borde de tu zona de confort, la expandes un poco, y con eso expandes tu mundo. Los contrastes conscientes crean ese momento de Lujo Interior una vez más.

Tu asistente de ChatGPT puede ayudarte a planear un día justo como lo deseas. Hay funciones como mapas interactivos, etc. Pídele que sea creativo. Quizá deja que invente ideas según tus preferencias.

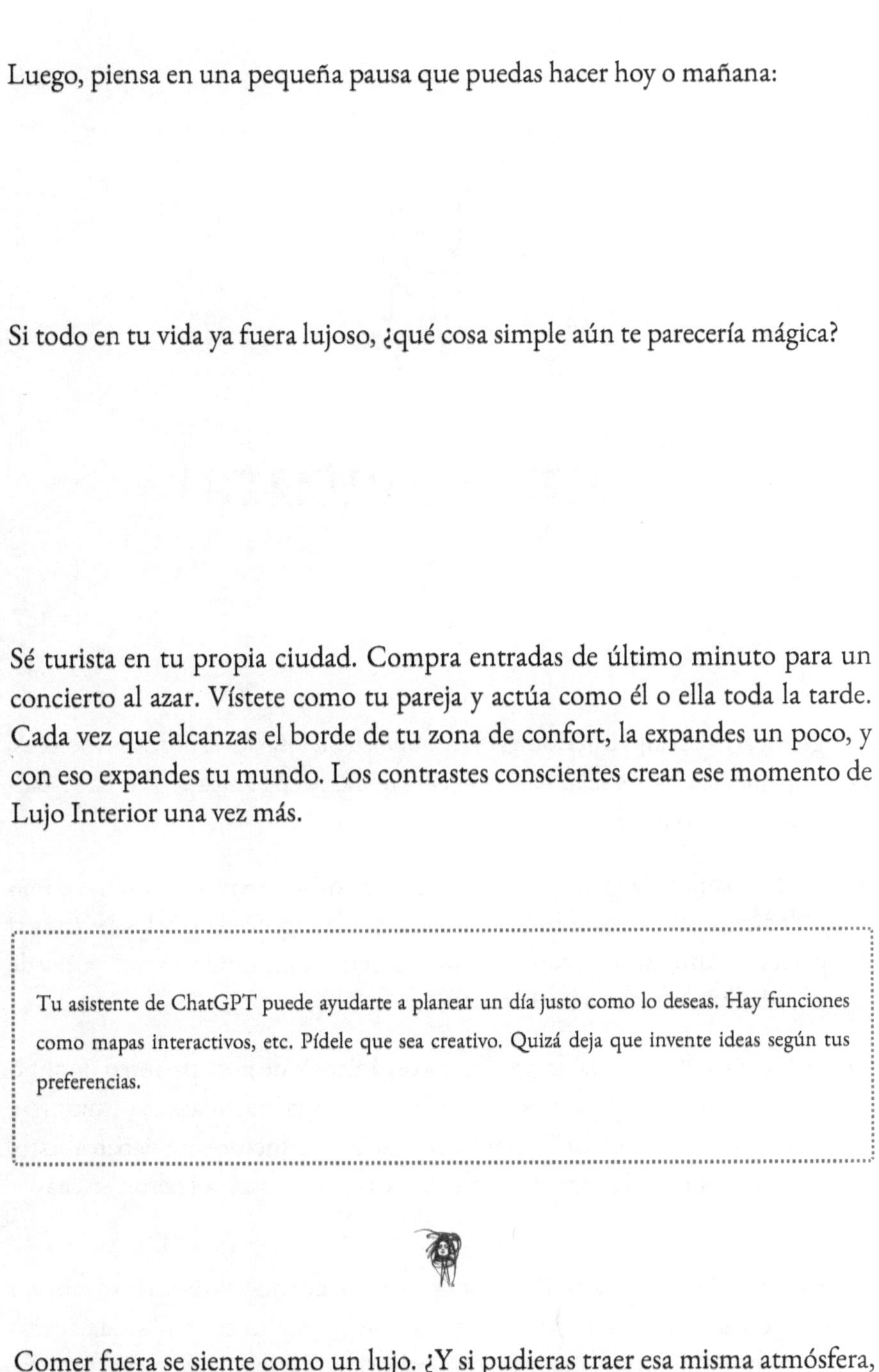

Comer fuera se siente como un lujo. ¿Y si pudieras traer esa misma atmósfera, los sabores, la belleza, la calma, a tu propio hogar?

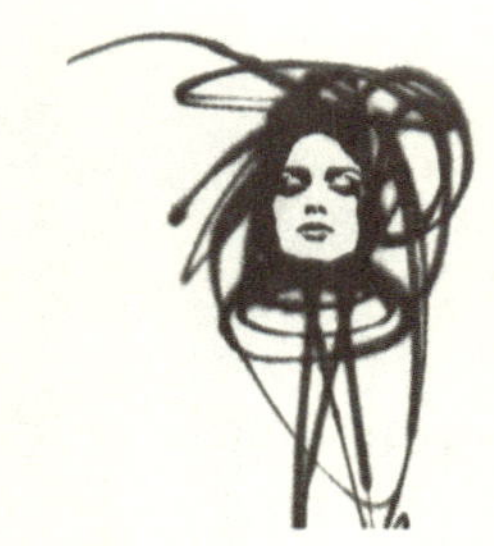

Comer natural

økologi

Si algo encarna el Lujo Interior, es una comida deliciosa: los sabores, los colores, la compañía, la experiencia. Una buena comida, hecha en casa o en tu restaurante favorito, no tiene precio.

Vengo de una familia trabajadora donde la cantidad es tan importante como la calidad para alimentar a toda la familia, y a la extendida o a los vecinos si se aparecen. Aun así, mi mamá era muy buena comprando ingredientes de temporada, y eso marcaba la diferencia.

Desde los años 90, una ola de productos orgánicos y de libre pastoreo dominó los supermercados en Dinamarca. En poco tiempo, la mayoría se acostumbró a comprar leche orgánica hasta el punto de que los productores no daban abasto. Con ello disminuyó el riesgo de pesticidas, y las mariposas volvieron en mayor número.

La mantequilla orgánica es amarilla en verano, cuando las vacas pastan; no puedes dejarla mucho rato sobre la mesa porque el alto contenido de ácidos grasos insaturados la hace menos sólida. Sabe tan bien sobre pan recién horneado.

Cuando nos mudamos a México, me encantó toda la fruta y verdura exótica del tianguis. Descubrir productos nuevos cuando cambiaba la estación era una aventura. A menudo les preguntaba a los vendedores los nombres y cómo usarlos porque no se parecían a nada que yo conociera. Probaba distintas combinaciones de frutas y hierbas al fermentar hidromiel para el bar. Una de mis favoritas es la maracuyá.

En los primeros años en México, no cocinábamos. Hay una razón por la que la cocina mexicana es famosa en el mundo: salíamos, ya fuera a comer callejera casual o a restaurantes de alto nivel, según el antojo.

Ahora que vivimos en Nuevo México, vamos con todo con los chiles verdes y el piñón. La forma más lujosa de hacerlo es en restaurantes farm-to-table; considero un arte crear gastronomía así. Luego llevamos esa inspiración a nuestra cocina en casa.

Como di clases de cocina en Dinamarca, me entrené en usar las cinco combinaciones del gusto. El secreto es asegurarte de que tu plato tenga un elemento salado, ácido, dulce, amargo y umami. Ese principio eleva tu cocina y te deja saciada. La textura y el color también importan. Así, naturalmente, obtienes un montón de micronutrientes.

Haz una lista de tus comidas favoritas:

Considera impulsar tus habilidades culinarias, y con ello tu bienestar, con una clase en línea o presencial. También es una excelente forma de hacer red. Yo tomé cursos vespertinos: un año de sushi y otro de cocina tailandesa. Los recomiendo mucho. También puedes mantenerlo simple, como mi pareja, y probar recetas que encuentres en internet.

¿Te gustaría mejorar tus habilidades culinarias?

Si la respuesta es sí, ¿cuál sería tu enfoque?

¿Cómo puedes integrar un nuevo hábito en esta área?

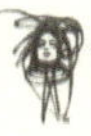

Sin embargo, si eres como muchas mujeres que aún cargan con el peso invisible de las comidas diarias, quizá te convenga cocinar con más inteligencia, no más tiempo. Recuperar tu tiempo no es pereza; es un acto silencioso de rebeldía contra roles caducos. Otra forma de pararte en tu Lujo Interior.

Si formas parte de una familia y la mayoría de los días eres responsable de las comidas, reparte la carga. Empieza incluyendo a tus hijos en la cocina, y cuando sean lo bastante grandes, que tengan noches a su cargo. No solo les haces un favor: les enseñas habilidades de vida y rompes patrones generacionales.

Los niños varones en especial se benefician al aprender que la cocina no es territorio femenino. Lo mismo tu pareja. Aquí hay mucho tiempo y energía por ahorrar, y cocinar juntos puede ser *hyggeligt*. Si necesitan convencer, explícales que ganarán a una pareja o mamá más feliz y relajada. Incluso puedes sobornarlos con promesas de experiencias divertidas si liberan tu tiempo.

¿Cómo podría liberarte tiempo y energía compartir la responsabilidad de las comidas con tu familia o pareja?

¿Cuánto tiempo podrías ahorrar al año de esta forma? _________ horas

¿En qué te gustaría emplear ese tiempo?

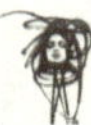

Primero hacemos los hábitos, y luego los hábitos nos hacen, ¿verdad?

Todas vivimos en la era de la información, así que no voy a bombardearte con más datos. Es tu elección. Como nutrióloga, no me gusta cuando colegas predican sobre vida sana.

La comida es para disfrutarla al máximo, no para reducirla a calorías y vitaminas. Todo lo que la naturaleza creó para nuestro deleite es un pequeño milagro: detalles, colores, sabores, texturas. Qué contraste con la comida ultraprocesada, pálida y sin alma, ¿no?

No es secreto que una industria poderosa busca engancharnos a ultraprocesados. La regla dietética más eficiente: deja de ver anuncios.

Como regla general, mientras más se parezcan tus alimentos a lo que salen de la naturaleza, mejor elección son. En el súper o en línea, minimiza productos con más de cinco ingredientes. La recompensa es inmediata: más energía, mejor digestión y mente clara.

Tal vez has oído de la terapia alimentaria (food therapy): usar alimentos integrales como medicina, estabilizador del ánimo y fuente de energía. Tu cuerpo reconoce lo natural y se equilibra. Si quieres mantener bajo tu gasto en salud, tu primera inversión puede ser comida de calidad.

La comida es cara, así que hay mucho por ahorrar. Especialmente ahora que los precios de los alimentos han aumentado de forma significativa en los últimos años, debido al encarecimiento de la energía, las interrupciones en las cadenas de suministro y las presiones del clima sobre la producción de alimentos.

Si tus valores no giran en torno a la buena comida y ésta es solo un medio, hazlo a tu manera. Conozco mujeres que comen bastante saludable y repiten los mismos platos cada día. Las mantiene esbeltas y les libera energía para otras cosas. No tiene que ser perfecto; la meta es sentir un toque de lujo cada día. Hazlo a tu modo.

El "picar" también puede funcionar, sobre todo si vives sola. Comer porciones pequeñas a lo largo del día puede suavizar la energía y prevenir atracones. Puedes darte el lujo de snacks excelentes y escuchar lo que tu cuerpo pide.

En cambio, si tienes hijos, quizá quieras que la cena sea un momento social, de encuentro.

Los franceses, y los sureuropeos en general, comen queso entero y beben vino casi cada noche. Y, aun así, mantienen un peso saludable y presentan tasas relativamente bajas de enfermedad cardiovascular comparados con países como EE. UU. o el Reino Unido.

Este fenómeno, la Paradoja Francesa, resalta el poder de comer alimentos frescos e íntegros en porciones pequeñas. Sí: ¡Calidad! Igualmente importante: sentarse juntos y hacer de las comidas un tiempo de conexión.

Según dónde vivas, puedes considerar pedir el súper en línea o suscribirte a kits con cantidades exactas cada semana. Ten a mano unas cuantas recetas fáciles favoritas y deja las comandas para ocasiones especiales.

¿Cuándo una comida te supo a Lujo Interior —no solo por el sabor, sino por cómo nutrió tu cuerpo y tu espíritu?

¿Dónde puedes comprar alimentos de calidad?

¿Cómo podrías comer más natural?

La comida ultraprocesada puede parecer barata, pero su valor para tu cuerpo es bajo y puede costarte en energía, peso y, a futuro, en enfermedad. Por ejemplo, hoy sabemos que los síntomas de la menopausia se acentúan si no obtienes la nutrición de alimentos integrales. Los residuos de pesticidas también afectan nuestro equilibrio hormonal.

Revisa tu despensa y anota los ultraprocesados que consumes a diario:

¿Puedes cambiar algunos o todos por alimentos de calidad? Por ejemplo, azúcar refinada por jarabe de agave orgánico o maple.

Anota tus 5 reales favoritos para reemplazar procesados:

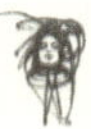

Como mujeres, nos beneficia enfocarnos en alimentos ricos en estrógeno.

La evidencia sugiere que las mujeres asiáticas tienen menos síntomas de menopausia. Se atribuye a su cultura alimentaria con soya (tofu, edamame) y muchas verduras verdes. Los alimentos con fitoestrógenos parecen proteger contra el cáncer de mama, y, de paso, obtienes toda la nutrición de los integrales: granos enteros, semillas y frutos secos.

No lo compliques: quizá merienda pistaches, almendras o nueces de la India. Agrega ajo extra si te gusta. O pídele a tu ChatGPT qué alimentos priorizar.

Puedes sumar Lujo Interior a tu día horneando tu pan. Tristemente, mucho pan de súper apenas es comestible. La mayoría trae más de 10 ingredientes, cuando el pan básico solo lleva cuatro: harina, levadura, agua y sal.

Antes de la Revolución Industrial, el pan tenía naturalmente más proteína y podía ser comida completa en tiempos difíciles. Los granos antiguos fueron reemplazados en gran medida por variedades transgénicas, y la calidad se resintió. Dime, por ejemplo, ¿por qué empezamos a blanquear la harina?

Como casi todos comen pan a diario, es una gran inversión aprender una receta fácil "sin amasado" y hornear cada semana. Yo congelo pan para tostarlo cuando lo necesitamos. Si quieres ir más allá, cultiva una masa madre y haz panes excelentes. O pasa por tu panadería favorita para un suntuoso sourdough recién horneado.

Lleva en el carro una red reutilizable para las compras. Es facilísimo evitar bolsas de plástico y cartón con este hábito. ¿Imaginas cuántos millones de bolsas debe procesar el planeta? Sé parte de la solución —y siéntete bien.

Entonces, ¿cuánto puedes ahorrar al priorizar alimentos reales y sumar experiencias sensoriales de lujo a tu día? Si involucras a tu familia, hay mucho tiempo por rescatar. Digamos que pasas en promedio dos horas diarias entre cocinar y hacer compras. A menos que lo disfrutes, ¿cuántas de esas horas puedes compartir con ellos?

Si vives sola, ¿cómo puedes optimizar?

¿Cuánto ahorrarías al año si normalmente pides comida dos veces a la semana?
$ _________

Si actualmente tienes gastos de tu propio bolsillo relacionados con condiciones de estilo de vida, hay una perspectiva alentadora a considerar. Caminar con regularidad y comer con atención pueden marcar una diferencia significativa, incluso en casos como la diabetes, el colesterol alto o la hipertensión. No siempre es fácil, pero los cambios pequeños y constantes sí suman.

Y si decides dar pasos más grandes, hazlo siempre en consulta con tu médico.

Quizá también te motive saber que, a medida que tu salud se estabiliza y necesitas menos intervenciones, a menudo puedes reducir tus gastos totales —a veces incluso conformándote con un seguro médico básico.

Anota las formas en que podrías ahorrar tiempo y dinero:

¿Cuánto dinero puedes ahorrar al año si lo sumas todo? $ ________

¿En qué te gustaría gastar ese dinero?

Agrega aquí cualquier reflexión adicional:

¿Cómo puede ayudarte ChatGPT aquí? Propone crear un "Generador de Kit de Vida Natural": según tu presupuesto y metas, puede armar una caja "de suscripción" que tú misma compongas con:

Básicos semanales (p. ej., pan casero, fermentados, aceites de primera presión)
Un capricho sensorial (un chocolate infusionado, mermelada artesanal o sal de flores)
Una tarjeta con una cita feminista sobre reclamar la nutrición como autorrespeto

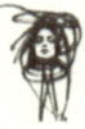

Más allá de nutrirte con buena comida, exploremos cómo empezar a disfrutar de verdad a la mujer que te mira en el espejo.

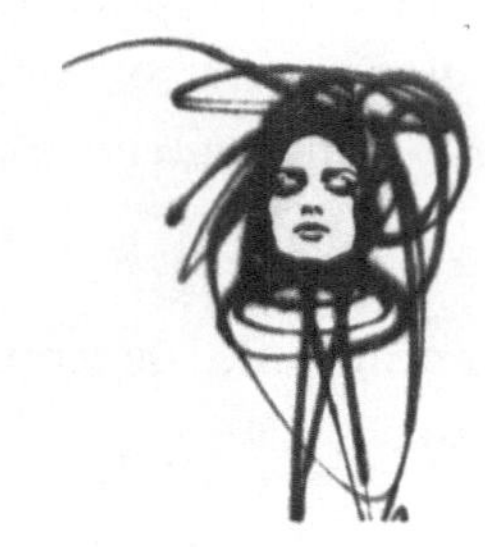

Más ligera

lettere

Oh, esa sensación exquisita de levantarte por la mañana y que la imagen que te devuelve el espejo sea un rostro definido y una sonrisa relajada.

Al entrar a la ducha, ya no evitas el espejo porque te gusta lo que ves. Elegir la ropa del día es fácil porque la mayoría de tus prendas te quedan perfectas, y ya no tienes que conformarte con ropa interior vieja y gastada: ese conjunto de encaje precioso ya no te aprieta ni te incomoda.

Todas hemos estado allí, ¿verdad? Después de una buena y dura dieta, vuelves a la talla en la que prosperas. Durante un tiempo disfrutas la libertad de ese estilo de vida y sales al mundo con confianza y alegría. Luego, poco a poco, se te escurre de entre las manos.

Los dulces que sobraron de la última fiesta te llaman desde el armario mientras ves la tele. Las reglas de la dieta dejan de parecerte atractivas y, lentamente, vuelves a tus viejos hábitos. Quizá admites que, en el fondo, ya te esperabas este final, aunque deseabas que esta vez sí durara.

El 95% de las personas que hacen dieta termina donde empezó o incluso con más peso, así que no estás sola. Me voy a lanzar y subrayar en grande que las dietas no funcionan. Entonces, ¿qué otras opciones tienes?

Demos un paso atrás y miremos quién te metió en esa prisión imaginaria. Porque la pregunta importante aquí es el porqué. ¿Por qué sientes la necesidad de parecerte a un modelo de cuerpo perfecto e imagen perfecta? Antes de avanzar con pasos prácticos, necesitamos entender las fuerzas culturales que moldean estos deseos.

Cuando escribí este capítulo por primera vez, se centraba en cómo ayudar a las mujeres a lograr equilibrio de peso.

Volvía una y otra vez a los mismos temas. Sonaba como el típico consejo de estilo de vida de revistas y libros de dieta. Después de todo, tengo un grado en nutrición humana y años de experiencia ayudando a la gente a encontrar mejor balance. Pero ¿cómo encaja el Lujo Interior? ¿Cómo sentirse despreocupada si no te gusta lo que ves en el espejo?

La solución parece ser encontrar la manera de empezar a disfrutar de esa imagen en el espejo. Me viene la palabra aceptar. Si soltamos esas fuerzas invisibles que nos empujan a ser perfectas en otros aspectos de la vida, partimos de otra base.

Las normas culturales sobre belleza y talla se han convertido en una forma silenciosa de esclavitud moderna para las mujeres. Esas normas están dictadas por industrias que lucran con nuestras inseguridades. ¿Cómo recuperamos el cuerpo y vivimos en nuestros términos?

Antes de entrar en el cómo, paremos a considerar el porqué: ¿por qué suele ser tan difícil ser más ligera y cuál podría ser la mejor vía?

Si el conocimiento bastara para encontrar el equilibrio, las dietas serían suficientes; pero lograrlo suele ser un asunto emocional. Te propongo reflexionar: ¿Cómo sería tu día si te sintieras en paz en tu cuerpo y no tuvieras que pelear con antojos?

La alimentación emocional suele rastrearse a la primera infancia, cuando se formó nuestra personalidad. Si observas a un bebé comer, verás lo natural que es. Más tarde, la familia y la sociedad nos enseñan, sin querer, que la comida se conecta con emociones, y todo se hace más complejo.

De adultas, ni siquiera somos conscientes de esos mecanismos tempranos. Si intentamos solucionarlo enfocándonos en "hacer dieta", estamos destinadas al fracaso: el problema no puede resolverse a nivel consciente cuando empezó a nivel subconsciente. Al poner el foco en por qué comemos como comemos, podemos volvernos más conscientes y, poco a poco, cambiar.

Primero: comer azúcar y grasas puede verse como una adicción, igual que el alcohol o la heroína. El cuerpo busca supervivencia y, naturalmente, anhela esos alimentos, sobre todo si nos enseñaron a disfrutarlos de niñas.

De todos los retos de este libro, este es el más grande; pero cuando empiezas a manejarlo, le siguen en cadena experiencias de lujo. Te levantas con energía y notas tu rostro más definido en el espejo. Esos vestidos favoritos, aparentemente olvidados en el clóset, ahora te quedan. Es como estrenar armario sin pagar nada.

¿Cuál es tu patrón? ¿Estrés, aburrimiento, tristeza, insatisfacción, alegría? Tómate un momento:

¿Puedes identificar un patrón de comida emocional? Descríbelo aquí:

¿Qué te aporta?

¿Qué te ha funcionado cuando quieres bajar de peso? ¿Qué experiencia tienes?

¿Qué no te funciona?

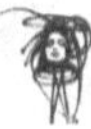

Veamos herramientas más allá de la cultura de las dietas.

Mientras me formo como hipnoterapeuta, quiero integrar esta técnica eficaz con mis herramientas actuales. Como dije, quiero darte un regalo con este libro porque sé lo difícil que es encontrar equilibrio para estar más ligera.

Hace no tanto, muchas adoptamos el *mindfulness* para una vida menos estresante. La hipnosis es su prima. Olvida lo de lavado de cerebro: siempre estás consciente y en control. Es un acceso eficiente al subconsciente.

Imagina un iceberg: la mayoría de estrategias de peso actúan sobre la punta (mente consciente), pero bajo el agua está la gran masa: el subconsciente, que influye tus hábitos.

La mente consciente, la que planifica y analiza, es solo un 5–10% del conjunto. Capaz, sí, pero limitada. Debajo, el subconsciente guarda memorias, emociones y hábitos que guían cada elección.

Cuando vivimos solo desde la superficie, el cambio se siente lento y agotador. En hipnosis, el cerebro entra en ritmos suaves (alfa y theta) y la mente profunda escucha. Ahí se forman caminos nuevos con facilidad. El esfuerzo se disuelve y la transformación sucede desde dentro, no a fuerza de voluntad.

Conocemos la hipnosis para dejar de fumar: rompe el vínculo entre disparadores diarios (estrés, rutina) y el impulso. A la vez, construye una autoimagen nueva: libre y sana. Lo mismo con el peso: suelta asociaciones con la comida (consuelo, premio) y las reemplaza por respuestas más sanas. Con el tiempo, el cuerpo sigue a la mente, y comer equilibrado se vuelve más natural.

La hipnosis ayuda, pero la persona debe querer el cambio. Piensa en ella como una meditación profunda dirigida: reduce antojos y te permite elegir con más calma. También te ayuda a visualizar una versión más ligera de ti misma: esencial para un cambio duradero, porque necesitas identificarte con esa versión.

La auto-hipnosis es accesible y eficaz. He creado una grabación especial para este libro. Escúchala cada noche antes de dormir: una guía agradable diseñada para llevarte a theta. Si te duermes, funciona igual (incluso puede ayudarte a conciliar el sueño). Tras una semana, empezarás a notar cambios: menos antojos, más facilidad.

Puedes escucharla gratis en www.beforeshewastamed.com/regalo. Si te da curiosidad explorar otros temas, despertar tu energía, encender tu metabolismo o soltar hábitos, hay una pequeña colección en www.beforeshewastamed.com/coleccion.

¿Tienes experiencia con meditación, mindfulness o hipnosis?

¿Te gustaría probar hipnosis? Si sí, ¿puedes escuchar una guía antes de dormir?

Para mí ha sido lo más efectivo contra los antojos, pero te cuento algo curioso: eché de menos los antojos. Era un lugar mental donde soltar estrés temporalmente.

El otro día volví a mi viejo consuelo y saqué un Ben & Jerry's *Caramel Dream*. Para mi sorpresa, no llegó ese disfrute calmante. A medio bote, nada. Me lo comí, sí, pero sin alegría. Debería felicitarme, había desprogramado ese hábito, pero sentí una pérdida real. Antes, ese antojo era un refugio.

Entonces, ¿cómo liberar esa dopamina de otras maneras?

Si buscamos una relación positiva con la comida y la bebida, es clave no sentir que nos estamos privando del "buen vivir"; si no, volveremos al patrón. La libertad que trae no tener antojos crea espacio... pero los hábitos son fuertes. La hipnosis no camina sola.

El secreto para ser más ligera es enfocarte en pequeños lujos del día. Cuanto más te niegas, más ansías. Queremos llegar a un cotidiano que te dé placer sin hacerte subir. El objetivo: alegría y facilidad con la comida. Fácil de decir, lo sé.

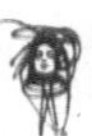

Déjame ponerme el gorro de nutricionista un momento.

Mucha gente se centra en comida y ejercicio: energía que entra vs. energía que sale. El problema: el cuerpo es un sistema increíble, complejo y hormonal. Contar calorías simplifica en exceso.

Cuando estudié Nutrición Humana en Copenhague, en los 2000, nos enseñaron a promover productos bajos en calorías para "comer más sin engordar". Modelo talla-única de los 90: carbohidratos bien, grasa mal.

Los clientes anotaban comidas y usaban pulseras; nos decían que "seguro subreportaban". Mirando atrás, era reduccionista. El metabolismo varía mucho.

Para que veas lo limitado del enfoque: las calorías se miden quemando el alimento en una cámara. Así no funciona el cuerpo. Ese enfoque ignora la complejidad sutil, y el trabajo subconsciente, que acabamos de explorar. Confiar demasiado en eso es como usar una cuchara cuando necesitas un cuchillo.

¿Qué tal si vemos el cuerpo como un sistema dinámico sostenido por auto-hipnosis, alimentación consciente y regulación emocional? Menos antojos, energía más estable, mejor metabolismo y digestión.

Así que déjame preguntarte: ¿Cuándo te sientes bien en tu piel?

¿Te gustan tus curvas?

¿Cómo te gustaría que fueran tus hábitos cotidianos con enfoque en Lujo
Interior?

¿Con qué frecuencia quieres disfrutar snacks dulces o salados?

¿Cuánto ejercicio quieres en tu día?

¿Cada cuánto te gustaría tomar vino, alcohol o bebidas azucaradas?

¿Con qué frecuencia quieres incluir verduras?

¿Con qué frecuencia comerías comida chatarra?

Según tus respuestas, ¿qué equilibrio de peso es realista para ti?

Puedes reclamar los pequeños placeres de la vida encontrando tu balance.

A veces basta con cambiar hábitos gradualmente y comer con atención plena. Si te sientes bien con un cuerpo curvilíneo, puedes tener salud óptima.

Un buen ejemplo es la Dieta Mediterránea: más densa en calorías, pero rica en alimentos naturales y grasas insaturadas (olivas, aceite de oliva, pescado azul, nueces). Mujeres sanas y más curvas.

El cuerpo de una mujer es suyo. Ninguna industria dominada por hombres tiene derecho a dictar su cuerpo, sus deseos o su valía. Y nosotras, entre mujeres, dejemos de medirnos con normas obsoletas que nos achican. Elevémonos y seamos amables con nosotras y nuestras hermanas. Recuperemos nuestra Lujo Interior.

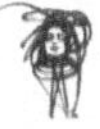

La sociedad cambió rápido. La mayoría ya no hace labor física dura; pasamos muchas horas sentadas. Eso significa que necesitamos menos energía y alimentos más densos en nutrientes. El ayuno intermitente puede ser ese elemento que encaje.

Para muchas personas permite comer más de lo que les gusta y sentirse satisfechas. El método más sostenible es 16:8 (ayunas 16 h y comes en una ventana de 8). Para muchas es viable y mantiene masa muscular y metabolismo. Si es mucho, prueba 14:10.

¿Podría el ayuno intermitente encajar en tu estilo de vida?

Si sí, ¿qué modelo te funcionaría?

¿Cuál es el primer paso para comenzar este hábito?

¿Necesitas incluir a tu hogar en el plan?

Comparte cualquier reflexión adicional aquí:

Si te motiva cambiar hábitos para estar más ligera, te sugiero priorizar la grabación de hipnosis. Luego, cambia gradualmente. Te prometo que es diferente y más fácil.

Elige una tarea pequeña cada vez y recompénsate para sentir Quiet Luxury. Por favor, no elijas otra dieta más y sé crítica con "expertos" de redes. Si dudas, pide a tu ChatGPT una búsqueda crítica de tendencias.

Ahora mismo está de moda el agua caliente con limón y sal del Himalaya.

Incluso famosas lo juran como si fuera milagro.

La verdad: tu cuerpo ya se desintoxica solo (hígado y riñones). El limón aporta vitamina C, pero no quema grasa ni "reinicia" nada; demasiada sal puede forzar al cuerpo. En el mejor de los casos, placebo elegante; en el peor, decepción.

Vivir Lujo Interior también es sustituir calorías por opciones sin calorías: buena música, bailar, caminar, té. Dale tiempo a que se vuelvan naturales. Sabes que cambiaste cuando ese "antiguo favorito" ya no te sabe como antes. Pero, por favor, no conviertas en enemiga a la comida nutritiva y de calidad.

Si buscas apoyo más profundo, ofrezco un masterclass suave: www.beforeshe wastamed.com/masligera

Durante décadas, la moda, desde despachos mayoritariamente masculinos, nos robó el gozo de amar nuestras curvas y belleza natural. Es hora de recuperar esa Poder Interior: no por un número en la báscula o una talla. Con una base de hábitos sencillos, vas a irradiar salud. Dejemos algo claro: eres única y bella, sea cual sea tu talla.

Hipnosis, alimentación consciente y semi-ayuno fueron mi camino. El Tai Chi regula mi energía; pero nada funcionaría si siguiera persiguiendo el ideal de flacura. Elegí otro estándar: el mío. Eso lo cambió todo. Elige el tuyo. Que la paz mental y un cuerpo sano y feliz sean tu revolución silenciosa. Sé más ligera.

¿Cuántas frustraciones y emociones negativas puedes ahorrarte aquí?

Si tienes snacks de calidad en casa, ahorras tiempo y dinero evitando la tiendita. Si gastas 15 min/día, son 7.6 h/mes (91 h/año). Un gasto promedio de $5/día son $152/mes ($1825/año) en calorías vacías.

Anota cómo podrías ahorrar tiempo y dinero:

¿Cuánto tiempo puedes ahorrar al año? ________ horas

¿Cuánto dinero puedes ahorrar al año? $ ______

Tu ChatGPT sugiere crear una *Body-Love Playlist*:

"Déjame armarte una lista en Spotify que celebre tus curvas, tu suavidad, tu fuerza y tu alegría". Un poco de Mon Laferte, algo de Francisca Valenzuela, un toque de Bomba Estéreo y ritmos suaves que invitan al movimiento. Baila en lugar de picar.

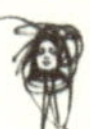

Otra forma preciosa de sentirse más ligera —en mente y cuerpo— es salir en bici.

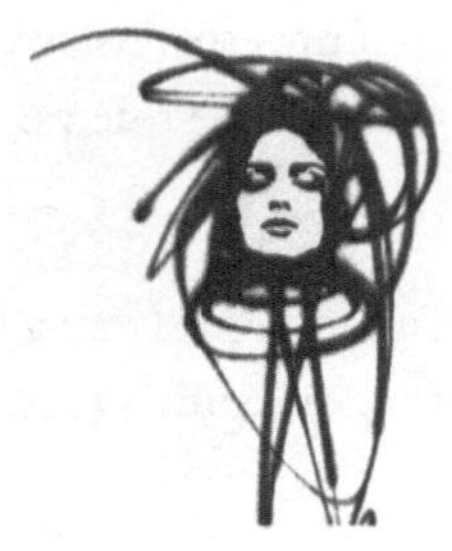

Movimiento

bevægelse

Imagina un día gris de invierno en el centro de Copenhague. Hay escarcha en el aire y una brisa fría que llega del mar cercano. Es temprano por la tarde de un sábado, y parece que el sol nunca salió antes de volver a ponerse.

Con un G&T en el bar acogedor del hotel Tivoli, disfruto del calor y la atmósfera *hyggelig* con vista a la calle a través de un gran ventanal panorámico.

El caballero a mi lado es conversador y me cuenta que es de Phoenix, Arizona. Está en Copenhague por trabajo y espera a sus colegas para salir a probar *New Nordic Food*. Yo, en cambio, espero a tres amigas: planeamos sushi en la azotea del hotel y, después, cocteles de autor en uno de nuestros bares favoritos.

Mientras charlo con él, llega la primera, Mirjana, en su bici urbana. Se desliza con elegancia, se baja y la deja en el aparcabicis justo frente a la ventana. Me saluda con la mano; le devuelvo un gran sonrisa. Me ilusiona pasar tiempo con ella; ha estado ocupadísima. Va guapísima, con un vestido negro a medio muslo y un abrigo de lana suelto sobre los hombros.

Mirjana es otro ejemplo de mujer hermosa y notable de la que me enorgullece ser amiga. Al quedarse embarazada de forma inesperada, se mudó al campo con su pareja, un *Jyde* —así llamamos en Dinamarca a la gente de Jutlandia, con ese matiz tácito de conservadurismo.

Por desgracia, él resultó ser exactamente eso. Aislada de sus amistades y familia, criando a un recién nacido con un hombre que no la comprendía, Mirjana se sentía fuera de lugar.

Le dio un año y luego volvió a Copenhague (había sido lo bastante lista como para conservar su piso). Él terminó por seguirla y, en la ciudad, encontraron un nuevo equilibrio.

En lugar de moldearse a él, se mantuvo en su Lujo Interior. Firme en sus valores, clara con lo que necesitaba, negándose a abandonarse "en nombre del amor". Eso es fuerza. Marca de una heroína moderna.

Nos conocimos como colegas, dos mujeres solteras en la treintena. Había algo tácito - un reconocimiento instintivo de la mujer que existía antes de ser domada en la otra. Eso nos unió, igual que me pasó con Merete y Majken en los veinte.

Bailamos. Viajamos. Nos atrevimos. No revelaré demasiado aquí, pero digamos que cruzamos algunas fronteras y nos reímos como hacía años. Con el tiempo, la vida cambió, nuevas relaciones, nuevos capítulos, pero sigo llevando conmigo ese capítulo.

Casi siempre, Mirjana irradia energía y alegría, como ahora. Detrás de ella aparecen las otras dos amigas en sus bicis coloridas, con sonrisas de expectativa. Llevan vestidos de fiesta y tacones. Aparcan rápido, se inclinan y las aseguran con movimientos practicados.

El americano se queda boquiabierto. Pensé que simplemente apreciaba a mis amigas guapas, pero lo primero que dice es: "¿Cómo? ¿Cómo pueden verse tan impecables viniendo en bici? ¡Parece que hasta les suma: esas mejillas rosadas por el frío y ese aire natural y enérgico!". Le miro sorprendida. En Dinamarca llevamos pedaleando desde niñas, sin pensarlo. Hasta con tacones: en bici te mueves fácil.

"Y aunque no es legal ir borracha en bici, la policía no está tan encima", le explico. "Así que tenemos la libertad de 'beber y conducir', por así decir. Cuando toca volver, tomamos la bici y listo. Ahorro en taxi y más dinero para lo divertido", le sonrío.

Las chicas llegan; ya vienen poniéndose al día entre ellas. Presento a mi nuevo conocido y, cuando llegan sus colegas, él señala a las chicas y cuenta cómo "aparecieron mágicamente" en bici.

Claro que los americanos han notado que hay bicis por todas partes y que es peligroso pisar los carriles bici: se confunden fácil con la acera.

Cuando confieso que ni siquiera tengo carnet de conducir porque me gasté ese dinero en viajar a Australia, casi se caen de los taburetes altos. Vivir en cualquier ciudad danesa no requiere carro: el parking es escaso y caro. De estudiantes, con presupuesto mínimo, la bici era la solución.

Seguimos entreteniéndolos con anécdotas ciclistas, como la despedida de soltera de Merete, cuando la paseamos por Copenhague en una *Christiania* bici: triciclo robusto con gran caja frontal de madera para llevar niños, compras, perros o muebles. Transporte eco y popular en Dinamarca.

Les deseamos buena noche y todas nos metemos en el ascensor, subiendo el volumen al cruzarse las historias. Tan distinto de los hombres en nuestras vidas: nosotras, por naturaleza, usamos curiosidad y empatía para subirnos la una a la otra.

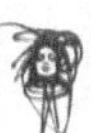

Te invito a considerar si podrías usar una bici —o tal vez un patinete eléctrico, patines o una tabla— donde vives.

Nos mudamos a Albuquerque, Nuevo México, y nos sorprendió lo amigable con las bicicletas que es la ciudad. Hay senderos por casi todas partes, así que, cuando podemos, salimos en bici. Terminamos comprando bicicletas eléctricas para recorrer distancias largas, y nos encaja genial.

Debo admitir que la motivación de mi pareja era, sobre todo, poder "beber y conducir"; ahora disfruta el viento en el pelo tanto como yo. También aprendió que hay un límite para lo borracho que puedes ir tras un encuentro cercano con un nopal después de un festival de cerveza muy húmedo. Se metió directo en la zanja.

No pude evitar sonreír para mis adentros mientras le sacaba espinas de cactus. El humor danés es negro y seco.

Si donde vives es posible, prueba el transporte alternativo. Incluso puedes alquilarlo o pedirlo prestado para ver si te va a ti (o a tu familia). Las recompensas se sienten enseguida: sensación de libertad y, de bonus, ejercicio integrado sin esfuerzo.

¿Puedes ir en bici —o en patinete eléctrico, patines o tabla— donde vives?

¿Te gustaría usarla?

¿Qué opción sería ideal para ti?

¿Cafés y bares accesibles en bici, patinete, patines o tabla?

¿Con qué frecuencia: bici, patinete, patines o tabla?

¿Qué equipaje invisible dejarías atrás en un paseo —estrés, preocupación, expectativas? ¿Qué te llevarías de vuelta a casa?

Si surgen más ideas, anótalas aquí:

Puedes ahorrar en viajes compartidos, gasolina, parking y quizá hasta en el gimnasio. Si tu hogar pasa de dos autos a uno y reemplaza el segundo por una e-bike, un patinete eléctrico, patines o una tabla, ahorrarás miles al año en gastos generales.

Imagina que vendes el carro y vas al trabajo en bici —o en patinete eléctrico, patines o tabla— cinco días a la semana, por ejemplo unos 8 kilómetros (5 millas) por trayecto. Con aproximadamente una hora de movimiento ya habrás hecho tu ejercicio del día. Además, formarás parte de un movimiento por un aire más limpio, especialmente en la ciudad.

Anota tus posibles ahorros de tiempo y dinero:

¿Cuánto dinero ahorrarías en un año si empiezas a usar transporte alternativo? $ _______

¿Cómo puede ayudarte ChatGPT aquí?

Ayudarte a evaluar qué tan amigable es tu ciudad para el transporte alternativo: "Investigar qué tan fácil es moverte sin coche donde vives, incluyendo ciclovías, rutas seguras, desniveles y opciones disponibles".

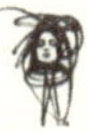

Después de un día con viento en el pelo y el cuerpo en movimiento, quizá te duermas con la facilidad de una niña despreocupada.

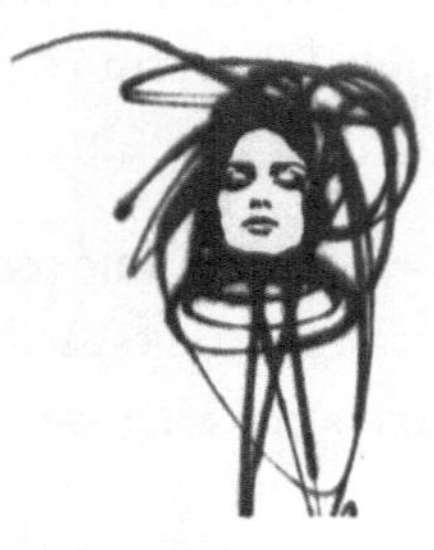

Sueño

søvn

¿Cuál es el secreto de una buena noche de sueño?

El verdadero lujo es meterse bajo el edredón cuando el cuerpo lo pide, ¿verdad? Ese contraste entre el aire frío del dormitorio y el calor envolvente de un edredón grueso y suave. Ahhh.

Si alguna vez has dormido en un hotel de lujo, quizá recuerdes esa experiencia perfecta: sábanas blancas, crujientes, limpias, de fibras naturales de alto conteo. La cama que te abraza justo como debe. Las lámparas de diseño en las mesitas de noche.

Durante un viaje a Las Vegas hace unos años, nos hospedamos en el Delano. La cama era enorme, y el baño también. Casi no quería salir de la habitación. Nunca me he sentido tan cómoda en mi vida —eso sí que es Lujo Interior.

Desde entonces, he intentado replicar esa sensación. Dentro de nuestro presupuesto, encontramos camas de calidad similar. Compro sábanas y fundas de algodón orgánico o lino, con alto número de hilos.

¿Sabías que en Dinamarca los padres dejan dormir a sus bebés afuera, en el cochecito, para que duerman más profundamente?

Hubo incluso una noticia en Estados Unidos hace años: una pareja danesa tomaba café en el centro de Nueva York, dejando el cochecito con su bebé fuera del ventanal. Alguien llamó a la policía y se armó revuelo —pero en realidad era solo un choque cultural.

En una casa con tres gatos y dos perros, dormimos en una gran montaña peluda. Nuestra gran danés Freja ocupa casi todo el espacio, así que dormimos en una cama gigante formada por dos colchones king size en el suelo.

Me encanta esa cercanía y sensación de seguridad. Aunque muchas veces despierto tensa porque no puedo estirar las piernas ni moverme. En contraste, a veces elijo dormir en la habitación de invitados. Acostarme temprano con un buen audiolibro añade un toque de Lujo Interior.

Si algo influye en tu día, es cómo duermes de noche. Las mujeres a menudo cargamos el peso invisible de planear, cuidar y preocuparnos.

Esas noches inquietas, girando y girando, o despertando a mitad de la noche... te dejan agotada al día siguiente. Además, alteran tus hormonas, debilitan el sistema inmune y pueden contribuir al aumento de peso.

Si esto te suena, seguramente ya has buscado soluciones, así que no repetiré los consejos de siempre. Tu ChatGPT puede ayudarte aquí también: cuanto mejor te conozca, más afinadas serán sus sugerencias.

Estoy en una etapa en la que me duermo bien, pero casi siempre despierto alrededor de las 3 a.m. totalmente alerta. La explicación parece ser la perimenopausia. Es frustrante y agotador.

Lo que me funciona es salir temprano a la luz natural —ya sea haciendo Tai Chi en el jardín o caminando. Esto activa la producción natural de melatonina por la noche.

Otro hábito eficaz es usar CBD/CBN especialmente formulado para dormir: unas gotas media hora antes.

Aunque esto me ayuda a conciliar el sueño, no sirve cuando despierto a media noche. La fórmula más eficaz entonces es escuchar mi grabación de hipnosis. Uso la que combina sueño y peso equilibrado que mencioné en el capítulo Sé más Ligera, para acceder al subconsciente mientras me duermo.

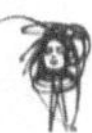

Aunque en este libro nos enfocamos mucho en el mundo exterior, no puedo enfatizar lo suficiente que la felicidad y la plenitud vienen de dentro. El mundo exterior refleja el interior.

Eckhart Tolle, autor de *El poder del ahora*, lo explica magistralmente. No sé cuántas veces he leído ese libro, y cada vez aprendo algo nuevo.

Tolle enseña que al calmar los pensamientos y permanecer en el ahora, evitamos el estrés, porque el estrés es enfocarse demasiado en el pasado o el futuro.

Seguramente conoces esa frustración: estás en la cama, pero tu mente ya está en el trabajo de mañana, o en cómo llegarás a fin de mes. En otras palabras, estás atrapada en un futuro que no existe.

La solución es volver al presente. Ayuda concentrarse en algo agradable y relajante, como una grabación de hipnosis, para salir de la mente y descansar en el cuerpo.

Para muchas mujeres, recuperar el descanso y reconectarse con su cuerpo no solo es calmante, sino un acto silencioso de empoderamiento en un mundo que les exige demasiado.

Y, en el espíritu de lo libre y lo indómito, también podemos inspirarnos en nuestras hermanas latinas, que nos recuerdan que habitar el cuerpo puede significar salir, reír, perderse en la alegría... en lugar de perder el sueño por pensamientos inquietos.

Si ya empezaste a escuchar la hipnosis gratuita al acostarte, espero que te haya ayudado a dormir y equilibrarte. Si no, puedes descargarla en www.beforeshe wastamed.com/regalo.

¿Qué peso invisible llevas contigo a la noche?

¿Cómo podrías soltarlo antes de dormir, para que tus sueños sean más ligeros?

¿Qué soluciones te funcionan ahora mismo?

¿Qué no te funciona?

Imagina una etapa de tu vida en la que despertabas cada mañana totalmente restaurada. ¿Qué cambiaría en tu cuerpo, tu ánimo, tu creatividad, tus relaciones?

Si las preocupaciones te quitan el sueño, ¿qué podrías hacer para dar un paso hacia noches sin ansiedad?

Si quieres sustituir pastillas por soluciones naturales, ¿puedes hacer un plan con tu médico?

Dormir toda la noche, cada noche, es un lujo incalculable: la energía para disfrutar el día y radiar salud. Además, hay dinero que ahorrar si prescindes de pastillas. Las más baratas en EE.UU. cuestan unos $816 al año ($68 al mes), y las de marca pueden ser mucho más.

Anota tus posibles ahorros aquí:

¿Cuánto dinero puedes ahorrar al año? $ ______

¿Cómo puede tu ChatGPT ayudarte a descansar mejor?

¿Te gustaría experimentar más noches envuelta en esa sensación de lujo que acompaña a los viajes?

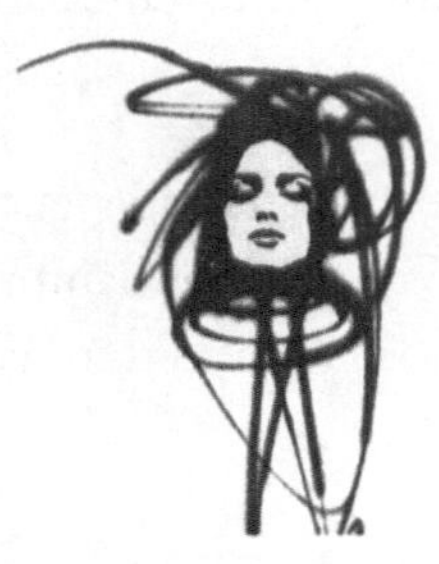

Viajar

rejse

¿Te gustaría disfrutar del lujo absoluto en un hotel de 5 estrellas? Con algunos ahorros en los pequeños gastos del viaje, puedes permitirte un alojamiento mucho mejor.

Cuando era estudiante y volaba de Budapest a Copenhague, no sabía que había dos aeropuertos, y casi pierdo el vuelo por llegar al equivocado. Corrí al mostrador cuando la puerta estaba a punto de cerrar. La azafata me miró con cara de sorpresa y, muy seca, me dijo que el avión estaba lleno.

Por un momento pensé que ya no había nada que hacer, pero luego sonrió y me dijo que me subiría gratis a clase business.

Estaba tan estresada que la información no me entró. Me di cuenta de que algo no cuadraba cuando el sobrecargo me ofreció colgar mi abrigo en un pequeño armario. Al mirar el pase de abordar, vi que tenía asiento en la segunda fila y me hundí en el espacio ancho y cómodo.

De más está decir que bebí demasiado champán gratuito de camino a casa. En Dinamarca decimos: *"Heldet følger de skøre"* (la suerte acompaña a los locos). O al menos eso dice mi mamá.

Hoy, Fernando es mi agente de viajes personal —y mucho más. Viene de una familia de viajeros experimentados, y juntos compartimos una profunda pasión por explorar y descubrir.

Me siento verdaderamente afortunada de haber encontrado una pareja que no solo me comprende, sino que comparte mi hambre de aventura. Con él dejé atrás el drama de relaciones pasadas y me convertí en una versión más estable y serena de mí misma.

Mudarnos a México justo después de casarnos fue un salto al vacío. Construir una vida y un negocio juntos nos obligó a vernos de verdad, más allá de la superficie. A veces las diferencias culturales chocaban y la presión casi nos rompía. Pero en lugar de quebrarnos, nos doblamos y expandimos los límites de nuestra relación. Lo hicimos funcionar. Ocho años después, nos equilibramos mutuamente.

Podrías decir que vivimos una versión moderna del *American Dream*. No el de la cerca blanca, sino uno definido por horizontes amplios y una sensación de espacio que parece parte de la cultura estadounidense. Lo que más me fascina es cómo ese sueño ha evolucionado del tener al vivir: ya no se trata de poseer, sino de experimentar.

Entre el México vibrante y los amplios paisajes de los Estados Unidos, he descubierto una libertad tranquila, no ruidosa, pero profundamente sentida: la libertad de reinventarme, de pertenecer a ningún lugar y a todos a la vez. Tanto los mexicanos como los estadounidenses, cada uno a su manera, me parecen abiertos, generosos y relajados.

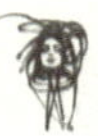

Como los viajes nos han enseñado tanto, quiero compartir nuestra receta de viaje inteligente:

Cuando elijas tu destino, deja que tus valores te guíen. ¿Qué buscas exactamente? ¿Relajarte en la playa? ¿Ponerte en forma en un retiro de Tai Chi o yoga en una isla exótica? ¿Aprender un idioma? ¿Emprender un viaje espiritual, descubrir una nueva ciudad o cultura? Tu imaginación es el límite. ¿Cómo puedes reclamar tu propio Lujo Interior viajando?

La clave: viaja ligero. No factures equipaje. Lleva una mochila mediana: te sorprenderá cuánto cabe. Va bajo el asiento, y, a diferencia de las maletas con ruedas, no te la quitarán si el vuelo va lleno. Ahorrarás tiempo al aterrizar.

Si viajas con familia o amigos, no pagues por elegir asiento. Aprovecha ese tiempo para leer o ver tu serie favorita. Y si normalmente eres la que organiza todo, recuerda: también puedes desconectar. Convierte ese momento en algo hyggeligt, sabiendo que también estás ahorrando dinero.

¿O qué tal viajar sola —sin compromisos, volviendo a tu versión de antes de ser domada?

Tampoco compres comida o bebida en el aeropuerto ni en el avión. Evita calorías y precios inflados. Lleva tu botella reutilizable y llénala en el aeropuerto. Así puedes ahorrar al menos $30 por trayecto. Prepara un sándwich o compra algo en tu tienda local antes de salir.

Si consideras que facturar maletas o elegir asiento es parte del lujo, entonces tal vez prefieras una aerolínea de gama alta. Tu ChatGPT puede investigar opciones por ti.

Pero piensa en esto: si viajas con tu pareja, podrías permitirte actualizar a un hotel de cuatro o cinco estrellas o disfrutar de una cena gourmet, simplemente porque en los vuelos ya ahorraste mucho. En pareja, esos ahorros se convierten en extras para disfrutar.

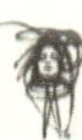

Si el lujo no tuviera que ver con el dinero, sino con la libertad, la presencia y el descubrimiento, ¿cómo se vería y se sentiría tu próximo viaje?

¿Con qué frecuencia viajas para ver a tu familia o para vacacionar?

¿Cuánto podrías ahorrar al año llevando comida o snacks de casa? $ _______

¿Cuánto ahorrarías si no eliges asiento? $ _______

¿Y si viajas ligero, sin facturar equipaje? $ _______

¿Cuánto ahorrarías en total al año? $ _______

¿Cuánto tiempo ahorrarías en total? _______ horas

Si sueles comprar souvenirs que acaban rotos o acumulando polvo, tal vez quieras repensarlo. Si ves algo que te gusta, duérmelo antes de comprar o simplemente haz una foto. Cómpralo solo si realmente tiene valor para ti. ¿Lo usarás? ¿Te aportará algo en casa?

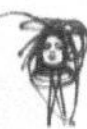

Si planeas visitar varios países en Europa, compra boletos individuales de aerolíneas low-cost: es más barato por la competencia.

Como regla general: el norte de Europa es más frío y caro; el este y el sur, más cálidos y asequibles. Cada país tiene algo único, así que viaja despacio, saboreando.

Para una experiencia de lujo, considera un crucero. Su reputación de ser caro es exagerada, sobre todo con los precios actuales de hoteles y restaurantes.

Elige barcos pequeños, con buena comida y servicio atento. Nosotros siempre compramos el crucero en oferta y luego elegimos el que más nos emocione en ese momento. Tal vez sea mi herencia vikinga, pero amo el océano.

En nuestro último crucero por el Caribe ofrecían Tai Chi al amanecer —una experiencia maravillosa: ver salir el sol sobre el mar, absorber su energía. Incluso voy al gimnasio del barco porque da al horizonte; me hace sentir bien antes de disfrutar de la cena gourmet y un buen vino.

Cada cena es una delicia: me encanta arreglarme, ponerme vestidos de seda, probar peinados y pendientes llamativos, resaltar el bronceado con un toque de maquillaje dorado.

Después paseamos por cubierta viendo el atardecer antes de ir a escuchar música en vivo. A veces, una ballena o un delfín añade aún más magia.

¿Podría un crucero ser tu tipo de vacaciones? ¿A qué parte del mundo irías si pudieras elegir cualquier destino?

¿Qué lo haría sentir como el viaje de lujo definitivo?

¿Qué equipaje invisible sueles empacar —estrés, culpa, expectativas— y cómo sería dejarlo atrás?

En una escala más pequeña, si pudieras hacer una escapada de un día o un fin de semana, ¿a dónde irías?

Reflexiones adicionales:

Si quieres estirar aún más tu presupuesto, especialmente con el aumento de precios hoteleros, considera una tarjeta de crédito de viajes: pueden darte ahorros, ascensos y beneficios que hacen la diferencia.

Anota tus posibles ahorros aquí:

¿Cuánto podrías ahorrar al año? $ _______

¿Cuánto tiempo podrías ahorrar? _______ horas

Tu ChatGPT puede ser de enorme ayuda aquí. Pregúntale qué herramientas tiene para planear tu viaje soñado —o, mejor aún, pídele que enseñe a tu pareja a ser tu agente de viajes personal. Eso fue lo que hice yo, ¡y ahora Fernando propone ideas brillantes.

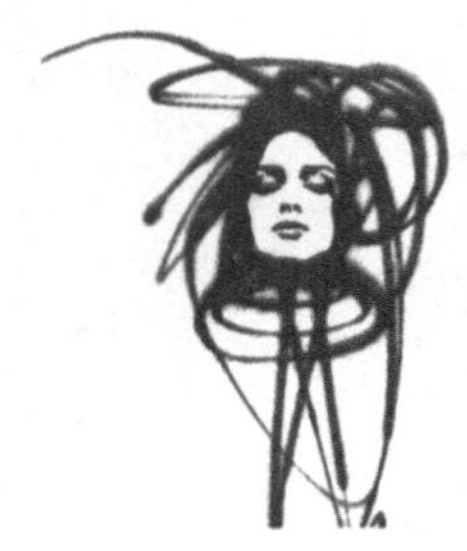

Finanzas

økonomi

Mientras escribía este libro, ocurrió algo trágico: hubo un incendio grave en nuestro taproom de Tijuana.

Imagina el impacto de recibir una llamada de los vecinos y, acto seguido, ver en las noticias locales un video de los bomberos luchando contra las llamas, rodeados de densas nubes de humo. Fue, honestamente, surrealista. Habíamos puesto corazón y alma en ese lugar y lo habíamos puesto en renta cuando dejamos TJ hacía poco más de un año.

Por suerte, todos fueron evacuados a tiempo y el fuego se extinguió antes de alcanzar la parte trasera, donde están la cervecería y la cocina. Al parecer, un trabajador que soldaba en el local de al lado no notó que una chispa salió disparada y cayó entre la pared, donde se encendió lentamente hasta convertirse en un incendio total.

De repente, la preocupación volvió a nublar nuestras vidas.

Corríamos el riesgo de perder el ingreso por renta de la noche a la mañana, sin opciones reales de seguro en México. Y, por supuesto, todo ocurrió cuando ya enfrentábamos gastos extra, como costosas reparaciones del auto. Nada de eso estaba planeado ni presupuestado. Encima de la presión financiera llegaron las preocupaciones naturales—las que te roban el sueño y erosionan silenciosamente la calidad de la vida diaria.

Salimos a dar una caminata larga bajo el sol de otoño y trazamos un plan. Decidimos recortar algunas de las actividades que eran agradables, pero no esenciales, en nuestra vida. Algunas de las lujurias.

Primero, cancelamos la cena gourmet que teníamos planeada en nuestro restaurante favorito, Farm To Table. Fernando renunció a comprar más mezcal, los perros tendrían que volver al croquetas por un tiempo y yo pospondría un mes más mi cita con la peluquera.

Más cocina en casa y, cuando salgamos, lugares más casuales; así podríamos usar parte de los ahorros para reparar el bar y restablecer el ingreso por renta. Luego fuimos en bici a la cervecería local y ahogamos un poco las penas.

Más tarde ese día, nuestros ex empleados llamaron desde el taproom ennegrecido para decirnos que estaban ahí para nosotros. Nos mandaron videos con palas en mano y el avance, lento, de retirar los escombros empapados. Fue recién entonces cuando solté una lágrima. Conmovía profundamente que estuvieran ahí así, por nosotros.

Luego mi cuñado Franco entró al rescate. Nos dijo que la familia cubriría los costos de reparación e incluso restituiría nuestra renta mensual, sabiendo cuánto la necesitábamos para cubrir los gastos de la green card.

Si aún no conoces lo unidas que pueden ser las familias mexicanas, este es un ejemplo perfecto. Qué alivio. Mientras escribo esto, a pocos días del accidente, la reconstrucción ya comenzó, con mi cuñado a cargo del proyecto.

Parte de esta historia es que tomamos el local en 2018 e hicimos una renovación total. En 2019 ampliamos la parte trasera para convertirla en una cervecería. Invertimos una cantidad considerable de dinero y, entonces, llegó el COVID y tuvimos que cerrar un año.

Cuando finalmente cerramos en 2023, no habíamos ganado mucho con el proyecto, pero al menos sostuvimos a cuatro empleados e incluso ayudamos al más joven a terminar la escuela de fisioterapia. Cuando lo pusimos en renta, calculamos que tomaría un poco más de cuatro años recuperar la inversión.

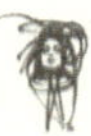

Sin importar tu presupuesto, necesitas un colchón en tu cuenta para vivir sin preocupaciones. Pasa de todo y no siempre puedes controlarlo. Nada te hace sentir más "domesticada" por la vida que las finanzas tensas.

Crecí en una familia donde la empresa de mi padre ganaba buen dinero... hasta que dejó de hacerlo. Mi padre, criado en la pobreza en una granja con seis hermanos, quería más de la vida. Rápidamente le tomó gusto a las "lujurias ruidosas".

Cuando tenía seis años, nos mudamos a una casa amplia, recién construida, y mi hermana Ann y yo ya no tuvimos que compartir cuarto. Recuerdo la emoción de elegir mi habitación con olor a pintura fresca.

Llegaron los gadgets de alta tecnología de *Bang & Olufsen*. Después, una colección de buenos vinos y un auto para cada uno de mis padres, con teléfono móvil en el auto principal—del tamaño de un ladrillo en los años ochenta.

Cuando a la empresa de mi padre empezó a irle mal, él comenzó a apostar más. Durante años ocultó que el dinero escaseaba. Ya de adolescentes, finalmente se entregó por desfalco e impago de impuestos.

Aún recuerdo ese día—y el alivio en sus ojos. Estuvo un tiempo en la cárcel y, con eso, no quedó absolutamente nada de dinero. Incluso gastó nuestros ahorros infantiles.

De un día para otro, tuve que entender el valor del dinero, porque ya no podía acudir a mi padre por unos jeans nuevos o dinero para salir con amigas. Escapé a Australia con un préstamo bancario. Les dije que era para la licencia de conducir, porque a los 17 era difícil obtener un crédito. Más sobre ese viaje que me cambió la vida, después.

Semanas más tarde, en Sídney, un cajero se tragó mi tarjeta y la cajera, con gesto adusto, la cortó por la mitad delante de una larga fila. Me ardía la cara de vergüenza. A diferencia de la red de seguridad de mi ahora familia mexicana, no tenía a quién acudir—y, siendo sincera, yo misma me había puesto en esa situación.

De vuelta en Dinamarca, ni siquiera podía pagar una noche con amigas. Pero fue parte de crecer: aprender que tenía que cuidarme sola. Mi línea base cambió para siempre tras la bancarrota de mi padre. Desde entonces, siempre guardo una pequeña reserva para los vaivenes inevitables de la vida.

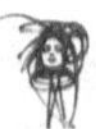

Si tus decisiones han puesto el poder de tus finanzas en manos de otra persona, es hora de recuperarlo.

Como ama de casa, nunca olvides que tu trabajo vale tanto como el de tu pareja—es el fundamento que permite que todo lo demás funcione. Y si pusiste tu carrera en pausa o elegiste tiempo parcial mientras cuidabas a niñas y niños pequeños, no eres menos, pero el sistema suele infravalorarte.

Aumentos perdidos, pensiones más pequeñas, oportunidades truncadas: esos son los costos invisibles. En un divorcio pueden volverse vulnerabilidades peligrosas. Lo he visto demasiadas veces.

Entrar en tu Poder Interior puede significar sentarte con tu pareja y crear un plan que les honre a ambos. Formar una familia no es carga de una mujer: es trabajo compartido, amor compartido, responsabilidad compartida. Una pareja arraigada en la igualdad no solo te protege; les eleva a ambos.

Me recuerda a la fuerza contenida de la canción La Fortaleza, de Francisca Valenzuela.

No enumera todo lo que se nos ha pedido cargar. Marca un límite. Nombra la fuerza que aparece después del cansancio, cuando una mujer deja de explicarse y empieza a sostenerse a sí misma.

Al escucharla, se siente una rebeldía distinta: firme, silenciosa, profunda. Una fortaleza interior que no pide permiso ni necesita aplausos. Ese es el tipo de Poder Interior que este libro busca acompañar. No uno que grita, sino uno que permanece. Y cuando se comparte, se convierte en una revolución silenciosa.

Para convertirnos en un magnífico cisne blanco y dejar atrás a nuestro yo gris y joven, debemos hacer justamente eso: sostenernos en nuestro Poder Interior. Reunir cada fragmento disperso en la mujer que siempre estuvimos destinadas a ser.

Esa plenitud incluye nuestra sexualidad. Somos cíclicas—apasionadas, intuitivas, salvajes por diseño. No es algo que deba "gestionarse" ni silenciarse. Nunca permitas que un hombre dome ese ritmo. Si el amor empieza a fragmentarte, si él no puede encontrarte en tu profundidad ni honrar tu verdad, vete. Que sus heridas sigan siendo suyas; no las cargues como tuyas.

Tu cuerpo fue creado para el placer, para la conexión, para una energía que nutre en lugar de drenar. Si él no puede llevarte al éxtasis, guíalo, pero jamás te encojas en formas más pequeñas por su comodidad. Lo atrajo tu esencia de antes de ser domada. No dejes que te enseñe a apagarla.

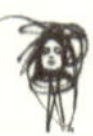

Volvamos ahora a los cimientos menos interesantes, pero necesarios, de la vida moderna. No pretendo saber cómo manejar las finanzas en cada país. Basándome en los principios expuestos aquí, solo apunto algunas ideas:

Necesitas menos seguros si tienes menos cosas. Puedes mantener el seguro de salud al mínimo cuando estás más saludable.

Crea hábitos de ahorro pequeños con agua, electricidad y gas. Apaga las luces en cuartos vacíos y mantén tu casa a una temperatura agradable, sin exceso de frío o calor. Puedes encontrar más consejos en línea o preguntarle a ChatGPT.

Un jardín más silvestre con plantas nativas necesita menos riego, lo que impacta tus finanzas y el medio ambiente. Si dejamos de usar químicos innecesarios, volverán mariposas y abejas. Considera la energía solar para reducir la factura eléctrica.

Lleva un control cercano de las suscripciones que realmente usas y cancela el resto. En casa, alternamos entre Netflix, Apple TV y Paramount. Exploramos un proveedor y cancelamos los otros hasta que ya no queda mucho por ver;

entonces cambiamos. Si cancelas una suscripción de 21 $ al mes, ahorras 252 $ al año.

Recientemente empecé a escuchar pódcasts y encuentro mucha inspiración en ciertas apps. Algo muy importante: evita los anuncios. No solo te roban tiempo; influyen en tus compras con manipulación inteligente. Con menos servicios, puedes elegir versiones Premium sin publicidad y aun así ahorrar dinero.

Lujo Interior, ¿cierto?

¿Tu Dropbox, iCloud o Drive están llenos y piden comprar más espacio? Quizá convenga revisar qué estás guardando. ¿Toca limpieza? Es el mismo principio que en casa cuando las cosas se acumulan. Puedes ahorrar al menos 10 $ al mes (120 $ al año) si no pagas almacenamiento extra.

En resumen, mantén la conciencia de qué básicos están alineados con tus valores y cuáles puedes dejar ir. No cambies tus electrónicos—móviles, televisores, etc.—hasta que mueran. Al ahorrar en gastos invisibles básicos, tendrás más dinero para lo divertido.

Si despejaras el ruido de suscripciones, *upgrades* y presión consumista, ¿cómo se vería para ti el verdadero Lujo Interior financiero?

Anota todas tus suscripciones aquí:

-
-
-

•

•

•

•

•

¿Pagas por algo que rara vez usas?

¿Puedes exprimir más valor de las suscripciones que conserves?

¿Tu proveedor de internet es el mejor y más barato de tu zona?

¿Puedes pasarte a un plan móvil más económico?

¿Tus seguros cubren lo esencial—o puedes mejorarlos/simplificarlos?

¿Tu seguro de salud se ajusta a tus necesidades?

¿Tu banco ofrece la mejor tasa—o es hora de cambiar?

¿Puedes colocar tus ahorros en una cuenta de alto rendimiento?

Anota maneras en que podrías ahorrar tiempo y dinero:

¿Cuánto dinero puedes ahorrar en un año? $ _______

Si permites que la publicidad ocupe en promedio 15 minutos diarios, te roba 7 horas al mes u 84 horas al año de tu tiempo precioso. Tiempo que podrías dedicar a algo realmente valioso, algo que sume al Lujo Interior.

¿Cuánto tiempo puedes ahorrar al año? _______ horas

Reflexiones adicionales:

Como mujer, ¿qué costos invisibles, en tiempo, energía o libertad, sigues pagando, y qué significaría liberarte de ellos?

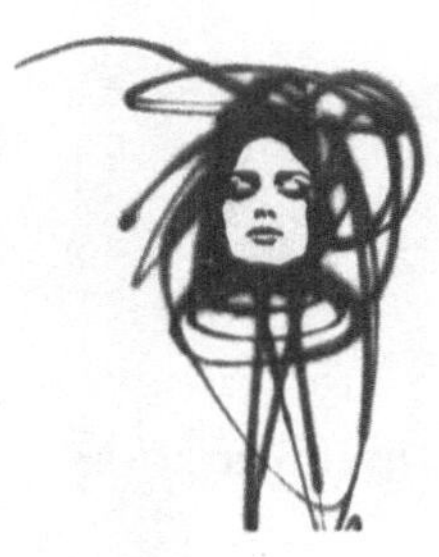

Ropa

tøj

Si miras fotos de tu vida y tienes un estilo similar en la mayoría de ellas, ¿quizás ha llegado el momento de probar algo nuevo?

Por otro lado, si sientes que tu estilo actual refleja verdaderamente quién eres, puedes ahorrar tiempo y dinero sin hacer absolutamente nada. De cualquier modo, estás permaneciendo en tu Poder Interior.

Si sientes que es hora de un cambio, quiero que recuerdes cuando eras niña y jugabas a vestirte con la ropa y los zapatos de tu mamá. Ese espíritu libre y creativo es el que quieres volver a despertar.

Ahora que estás ahorrando tiempo y dinero, probablemente tengas más energía para ser un poco más creativa con tus elecciones diarias.

Primero que nada, te sugiero reorganizar tu guardarropa. Te recomiendo encarecidamente colgar la mayoría de tus prendas. Imagina que tu armario es una pequeña boutique de ropa.

Puede ser tan simple como colgar una barra del techo o de la pared si no tienes espacio para un vestidor. Te prometo que valdrá la pena. La ropa se desordena rápidamente cuando se apila en estantes. Necesitas tener una visión clara para poder combinar diferentes prendas cada día, en medio del movimiento cotidiano.

¿Podría esto ser una solución para ti?

Si es así, ¿en qué parte de tu casa lo construirías?

¿Puedes hacerlo tú misma o necesitas ayuda?

La calidad dura para siempre ¿me creerías si te dijera que tengo prendas de hace fácilmente 25 años

Puedo pasar meses sin comprar ropa, enfocándome en combinar de nuevas maneras las piezas que ya tengo. Cuando compro algo, suele ser porque lo he tenido en mente por un tiempo. Mi última compra fue un hermoso kimono de seda verde oscuro de Kim & Ono.

Cuando visito Copenhague, tengo acceso a una venta outlet con ropa de diseñador preciosa. Ahorro dinero durante el año para ir una vez y elegir solo una prenda que me haga sentir como una modelo.

¿Por qué no planear de vez en cuando un día glamuroso entre semana? Regálate una cena en tu café o restaurante favorito con tu pareja o una amiga, usando parte del dinero que has ahorrado, y vístete para la ocasión.

Soy amante de la comodidad, pero eso no significa que el estilo tenga que ser monótono. Aquí entra el arte de vivir en contraste.

Como paso la mayor parte del tiempo trabajando desde casa, hay días en los que apenas salgo de mis hyggebukser (pijamas). Por eso se siente tan revitalizante arreglarme un poco cuando salgo. Solo toma cinco minutos elegir algo diferente del armario, pero cambia completamente el ánimo.

A menudo recibo cumplidos de otras mujeres cuando uso mi vestido rosa largo; es tan cómodo, pero también me hace sentir un poco glamurosa. Si admiras algo de una mujer que ves pasar, díselo y regálale una sonrisa. Todas sabemos que hay días en los que lo necesitamos.

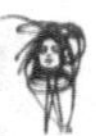

El *Stille Luksus* (Lujo Interior), como declaración de moda, nació en Europa en el siglo XVIII y tuvo un renacimiento en 2023, cuando las marcas ostentosas fueron reemplazadas por la calidad discreta.

Un ejemplo perfecto es la marca danesa de zapatos Ecco. De repente, se hizo popular en todo el mundo por lograr el equilibrio entre comodidad y calidad.

Te guste o no la moda, puedes disfrutar de llevar prendas hechas con fibras naturales como algodón orgánico o seda. Es un poco como decorar tu hogar: usando una paleta neutra, puedes añadir un color acento para definir tu estilo. Por ejemplo, con un hermoso pañuelo de seda o un par de elegantes tacones.

Nuestras elecciones de vestimenta también pueden ser un acto de Poder Interior.

En la Escandinavia de los años 70, muchas mujeres dejaron de usar sostén —no como una protesta ruidosa, sino como una tranquila negativa a ser moldeadas por las expectativas ajenas. No hubo discursos ni pancartas, solo una elección silenciosa cada mañana frente al espejo.

Ese tipo de poder no grita; simplemente *es*. Nos recuerda que la verdadera rebeldía no siempre necesita ruido —a veces, los actos más suaves provocan los cambios más profundos.

En un mundo todavía lleno de presiones para encajar, este Poder Interior nos invita a escuchar hacia adentro, a elegir la comodidad por encima del rendimiento y a dejar que nuestras elecciones hablen por nosotras sin disculpas.

Tal vez recuerdes que mi crisis de la mediana edad comenzó después de aquellos accidentes en bicicleta en Copenhague. A medida que todo en mi vida empezó a transformarse, también lo hizo mi sentido del estilo. Quería vestirme de una manera que reflejara a la mujer en la que me estaba convirtiendo.

Así que me inscribí en un seminario con la estilista Tobi Wiberg, de mi red *women-in-business* (WIB).

Con su guía amable, descubrí la magia silenciosa de los accesorios. Un simple pañuelo o unos pendientes bien elegidos pueden transformar por completo un conjunto y ayudarte a sacar el máximo provecho de lo que ya tienes. Con este enfoque, necesitas menos piezas en tu guardarropa, lo que significa menos fatiga de decisiones, menos gastos y más ligereza.

Durante ocho semanas, desafió a diez mujeres con ejercicios divertidos para aprovechar al máximo sus armarios, proporcionándoles solo algunos accesorios para hacerlo más interesante.

Fue muy divertido, y conectamos entre nosotras compartiendo nuestras distintas formas de cuerpo y nuevas elecciones de estilo. Se sintió bien recuperar tiempo para consentirme y compartir el cambio con otras mujeres.

Puedes invitar a algunas de las mujeres en tu vida a crear juntas un tablero de inspiración en Pinterest si sientes ganas de dar ese paso hacia tu estilo deseado.

Entrar en modo creativo y divertirte puede ser una gran excusa para una noche entre amigas. Es una fuente de inspiración y puede ahorrarte muchas compras innecesarias que terminan olvidadas en el fondo del armario. Incluso pueden intercambiar prendas como parte de la diversión. Esa prenda que nunca te quedó del todo bien quizás sea perfecta para tu amiga.

¿Te gustaría invitar a un grupo de mujeres a crear tableros de inspiración y quizá hacer un poco de networking?

Si es así, ¿a quién invitarías y por qué?

¿Cómo harás realidad esta idea, en detalle?

Si tu guardarropa fuera un espejo de tus valores, ¿qué verdad te reflejaría hoy?

¿Cuándo te ha hecho sentir la ropa como tu versión de antes de ser domada —sin vestir para nadie más, sino por tu propio gozo y libertad?

¿Admiras un estilo y te gustaría probarlo? Si algo te viene a la mente, busca imágenes en línea y usa esas fotos para encontrar prendas similares e imitar el look.

Mirando mi tablero de inspiración de aquella época, veo claramente cómo se expresaban mis valores sobre la libertad. Siempre me han encantado las fibras naturales combinadas con un toque de encaje. Elegir comodidad no tiene que significar elegir aburrimiento.

De hecho, ¿no es maravilloso poder arreglarnos cada día con la libertad de vestir lo que queramos? No todas las mujeres tienen ese privilegio. Muchas aún viven dentro de culturas rígidas, dominadas por hombres, que limitan incluso esta simple forma de expresión —intentando domesticar su espíritu.

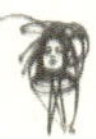

Si compras una prenda al mes, en promedio a $30 (unos $360 al año), pero cambias ese hábito por calidad, podrías comprar una pieza exclusiva una vez al año. Como probablemente te dure toda la vida, ahorrarás dinero a largo plazo y te sentirás como un millón. Menos es más.

Si compras una revista de moda cada mes y en su lugar usas la inspiración gratuita en línea, puedes ahorrar $6 al mes ($72 al año). Del mismo modo que los comerciales influyen en tus hábitos de consumo, evitar las tentaciones de las revistas te ahorrará mucho dinero. Necesitarás menos cosas, porque tu estilo será más atemporal.

¿Te gustaría explorar las aplicaciones que ya tienes para buscar inspiración de moda? Pídele a tu ChatGPT que haga la investigación por ti.

Si no has usado ciertas prendas en un año, véndelas o dónalas. Si compras piezas de inversión, podrás revenderlas más adelante. Hagamos de esto una tendencia sostenible. Si eliges prendas orgánicas, sostenibles y libres de trabajo infantil, juntas podemos generar un cambio.

Reflexiona sobre dónde podrías liberar tiempo y dinero:

¿Cuánto dinero podrías ahorrar al año? $ _______

¿Cuánto tiempo podrías ahorrar al año? _______ horas

¿Cómo puede tu asistente ChatGPT apoyarte en temas de moda? ¿Te gustaría que se convirtiera en tu asesora de estilo personal?

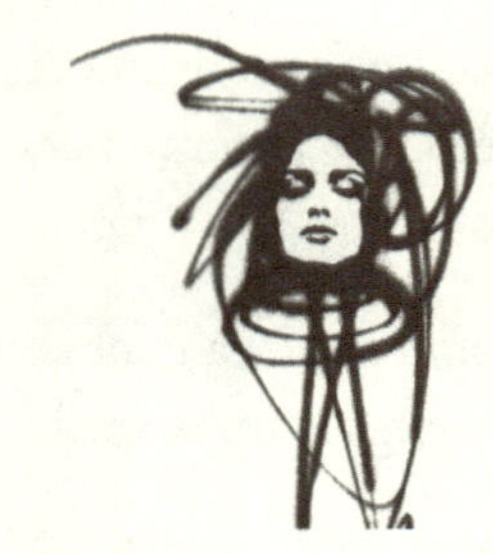

Conexiones

netværk

Aquí es donde las mujeres destacan. Somos mucho mejores para crear conexiones que los hombres.

Cuando se trata de sentirse lujosa, nada te hace sentir tan bien y tan segura como la amistad. Las verdaderas amigas no se compran y valen más que cualquier cosa que el dinero pueda pagar.

Mis amigas cercanas tienen algo en común: son curiosas, de mente abierta y escuchan de verdad. No solo esperan su turno para hablar. Cada vez que nos vemos, me sorprende cómo volvemos a conectar al instante, como si no hubiera pasado el tiempo.

No puedo escribir este capítulo sin honrar a mi amiga Carina. Ella es, sencillamente, *Miss Network*. Nos conocimos un día lluvioso en Copenhague, cuando me recogió para mi primera reunión de WIB, y desde ese momento fuimos amigas instantáneas.

Carina ha estirado mi zona de confort invitándome a hablar en una de sus conferencias. Su energía colorida y conversadora contrasta con mi naturaleza tranquila y serena. Juntas organizamos innumerables eventos de WIB a lo largo de los años, apoyándonos en lo personal y en lo profesional. A través de sus libros y charlas ha inspirado a miles. Si alguien encarna el Poder Interior, es ella.

Dejar a mis familia y amigas en Copenhague es, sin duda, el precio más alto que he pagado por emigrar.

Si te preguntas cuántas mujeres brillantes puedo tener en mi vida, te prometo que no exagero. Pero no hablo de brillo en el sentido ruidoso y autopromocional. Hablo de mujeres cuyo poder vibra en silencio bajo la superficie: mujeres que han conocido el dolor, que se han reconstruido, que lideran no con ruido, sino con presencia.

Como escribí en la introducción, muchas aprendemos a atenuar nuestra luz por un tiempo—a veces por miedo, a veces por amor, a veces simplemente para sobrevivir. Y sin embargo, llega un momento, a menudo inesperado, en el que otra mujer nos ve con claridad y nos recuerda quiénes somos. Ahí nace el Poder Interior, no solo de la independencia.

He aprendido mi propia fuerza a través de esos ciclos de apagarse y recordarse. Más adelante te contaré de una época en la que me perdí y de cómo encontré el camino de vuelta.

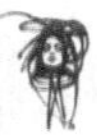

En México tuve que aprender español, y me emocionaba ampliar mis habilidades con otro idioma. Pensé que lo aprendería rápido, pero no fue así. No por falta de intento: encontré una profesora y asistía dos veces por semana. Al mismo tiempo, usaba una app profesional, *Synergy Spanish*, y priorizaba practicar todos los días.

Tras un año, mi español estaba bien, pero no genial. Después de otro año, no había mejorado demasiado, y empezó a ser embarazoso toparme con un muro en conversaciones cotidianas. Para empeorar las cosas, algunas personas de nuestro equipo tenían muy poco inglés, así que necesitaba comunicarme con fluidez en español.

Hay un meme de una barista latina que toma pedidos de clientes que creen hablar mejor español de lo que realmente hablan. Ella hace varias preguntas sobre el café y la clienta responde "sí" a todas. La barista alinea varios cafés en la barra. La clienta pregunta cuál es el suyo y la barista, seca, responde "sí" y se da la vuelta.

Solo de escribirlo me da vergüenza. Me veo reflejada. Bien, concedido: mi español alcanza para pedir un café, pero aun así, la mayoría de las veces estoy demasiado orgullosa para admitir que no entendí.

Al traducir este libro al español, me apoyé mucho en mi asistente de ChatGPT, en mi esposo mexicano y en mis amigas latinas. Pero también me di cuenta de algo más: mi comprensión intuitiva es fuerte.

Eso me llevó a reflexionar que el obstáculo para aprender español quizá no sea solo el orgullo, sino el hecho de que disperso mi energía. No quiero solo hablar; quiero entender los matices culturales, el ritmo, lo que se dice entre líneas. Y tal vez por eso el proceso ha sido más profundo —y más lento— de lo que parece.

Alguien dijo que, para aprender algo nuevo, hay que estar dispuesta a ser mala al principio. Eso me hizo ver que el orgullo podía ser mi mayor obstáculo.

Al aceptarlo, tuve que decidir: o rendirme o esforzarme de otra manera. Planeo entrenar conversación en español con mi ChatGPT diez minutos al día, durante mis caminatas. Además, me reúno con un grupo de conversación un par de veces al mes. Poco a poco, empiezo a hablar con más fluidez.

En Tijuana, sin embargo, fue solitario quedar fuera de muchas conversaciones. Me costaba encontrar amigas con valores afines.

Tenía muchas conocidas a través de los amigos de Fernando y del ambiente del bar, pero extrañaba conectar con mujeres que me entendieran de verdad. Con el tiempo, resoné con varias que se convirtieron en amigas de confianza, y esa hermandad marcó la diferencia en mi nueva vida. Aún llevo conmigo ese espíritu latino indómito.

Ahora que vivo en Estados Unidos, me aseguro de priorizar el *networking*. Tras casi dos años aquí, disfruto de vez en cuando la compañía de mujeres increíbles que he conocido en distintas redes.

Tomé una clase de hipnosis como parte de un estilo de vida más holístico. Eso me llevó a un seminario iluminador en Sedona, donde conocí a una mujer fantástica, Nikiya, de Nueva York. Conectamos con cócteles de por medio y descubrimos que compartimos mucho, incluida una vena rebelde.

Nikiya es una mujer negra vibrante y extrovertida, con llamativas extensiones rubias y una presencia inolvidable. De joven se enamoró de un hombre que resultó violento y manipulador. Aun así, se formó y construyó una carrera mientras criaba a dos niños pequeños, con el apoyo de su igualmente fuerte mamá.

Cuando sus hijos fueron mayores, dio un salto que muchos solo sueñan: dejó un trabajo bien pagado y se mudó a Florida para seguir un llamado espiritual y construir una vida en sus propios términos. Hace falta un valor inmenso para hacer lo que hizo. Se eligió a sí misma, no por egoísmo, sino por sabiduría. Se puso la mascarilla de oxígeno primero, como toda mujer debería.

Más tarde, explorando Albuquerque, fui a un temazcal tradicional y conocí a Elizabeth, recién llegada de Denver. Es una mujer persa-estadounidense amable e inteligente, de cabello oscuro, que se enamoró y tuvo el coraje de empezar de nuevo para estar con él.

Como Nikiya, dejó una carrera estable, técnica de laboratorio biomédico, para seguir un camino más espiritual y convertirse en emprendedora. Siento en ella una profundidad y una fuerza nacidas de haber perdido a su pareja anterior por suicidio. Todas estamos moldeadas por la vida de distintas maneras y, al compartirlo, nos volvemos más resilientes.

La vida te apoya cuando sales de la zona de confort. Elizabeth y yo descubrimos rápidamente cuánto tenemos en común, y ahora exploramos juntas nuevos rincones de la ciudad, animándonos en la vida y en los negocios. Ella también fue quien me presentó por primera vez a las maravillas de ChatGPT.

Así que mis preguntas para ti son:

¿Priorizas a tus amigas?

¿O has superado ciertas amistades y te gustaría encontrar nuevas?

Si damos un paso más, ¿te gustaría aprender un idioma o un oficio nuevo?

¿Estás lista para cambiar de trabajo y necesitas mejores habilidades?

Trabajemos en añadir más momentos de Lujo Interior a tu vida.

Haz una lluvia de ideas sobre tus intereses y haz una lista:

-
-
-
-
-

Elige uno que te entusiasme ahora mismo:

¿Cómo puedes implementar ese nuevo interés en tu vida? Descríbelo con detalle:

Sea cual sea tu elección, sé realista y considera si el trabajo diario que requerirá es viable. No empieces hasta pensar si tendrás la energía para sostenerlo: tienes que disfrutar el camino.

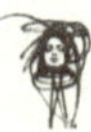

Hace algunos años, fui a un retiro de yoga a una pequeña isla de Tailandia después de ver a mis amigos Majken y Jens en Myanmar.

Hacíamos yoga dos veces al día; fue intenso y, honestamente, un reto para mí. Mi cuerpo parece desconectado de mi cabeza. Estoy más cómoda detrás de un ordenador o con un libro, pero sé que me hace bien habitar más mi cuerpo. A mis amigos les salía natural; yo me sentía como un elefante.

El paquete incluía clases de Tai Chi al amanecer. Resultaron ser mucho más adecuadas para mí. Amé la sinergia del grupo, recibir la energía del sol naciente con movimientos lentos y coordinados. Llegué a casa muy motivada para continuar ese hábito, pero en Copenhague lo perdí ante mi agenda ocupada.

Al comenzar una nueva etapa en Albuquerque, decidí que era buen momento para retomarlo. La motivación creció con la idea de unirme a una nueva comunidad. Desde hace un par de meses practico Tai Chi casi a diario y me da muchísima energía. Mi cuerpo no había estado tan fuerte en mucho tiempo.

Mi punto es que construir un hábito sólido rara vez es una línea recta. Requiere más de un intento: pruebas, tropiezas y vuelves a intentar hasta que por fin se asienta. Es parte del proceso, y parte de la belleza del crecimiento.

Más adelante, sueño con aprender a cantar y quizá guitarra acústica. La música siempre me ha parecido otro idioma que me encantaría explorar más a fondo. Pero no hay prisa: algunos sueños están hechos para desplegarse despacio, esperando la estación adecuada de la vida.

Invertir en personas o habilidades eleva tu calidad de vida y te da esa sensación de lujo cada día. También puede haber un beneficio económico si agregas competencias a tu currículum para tu carrera. A menudo, estudiar te conecta con personas de intereses similares, y esa red puede ayudarte si buscas un cambio profesional.

Además, cualquier habilidad nueva fomenta la neuroplasticidad en tu cerebro, fortaleciendo tu intelecto general y potencialmente previniendo demencia.

¿Cuándo aprender algo, un idioma, una habilidad u oficio, te conectó con otras personas de maneras inesperadas?

¿Qué más puedes ganar con ello?

Lo mismo ocurre con el voluntariado. Es una cultura preciosa, y no pretendo ser experta, pero quizá pueda añadir Lujo Interior a tu vida.

Si consideras hacer voluntariado, ¿en qué área te gustaría?

¿Qué opciones tienes en tu zona?

Si tu red se convirtiera en un espejo de tus valores más profundos, ¿qué tipo de comunidad te rodearía en cinco años?

¿Cuánto tiempo te gustaría dedicar al *networking*?

Puedes empezar abriendo un chat con tu asistente de ChatGPT sobre las oportunidades disponibles en tu zona. Eso te da espacio para reflexionar sobre a qué te quieres comprometer de verdad. O puedes ir un paso más allá y co-crear un plan detallado que te ayude a invertir estratégicamente en tu futuro, uno que se apoye en tus fortalezas y también en las áreas donde te sientas menos segura.

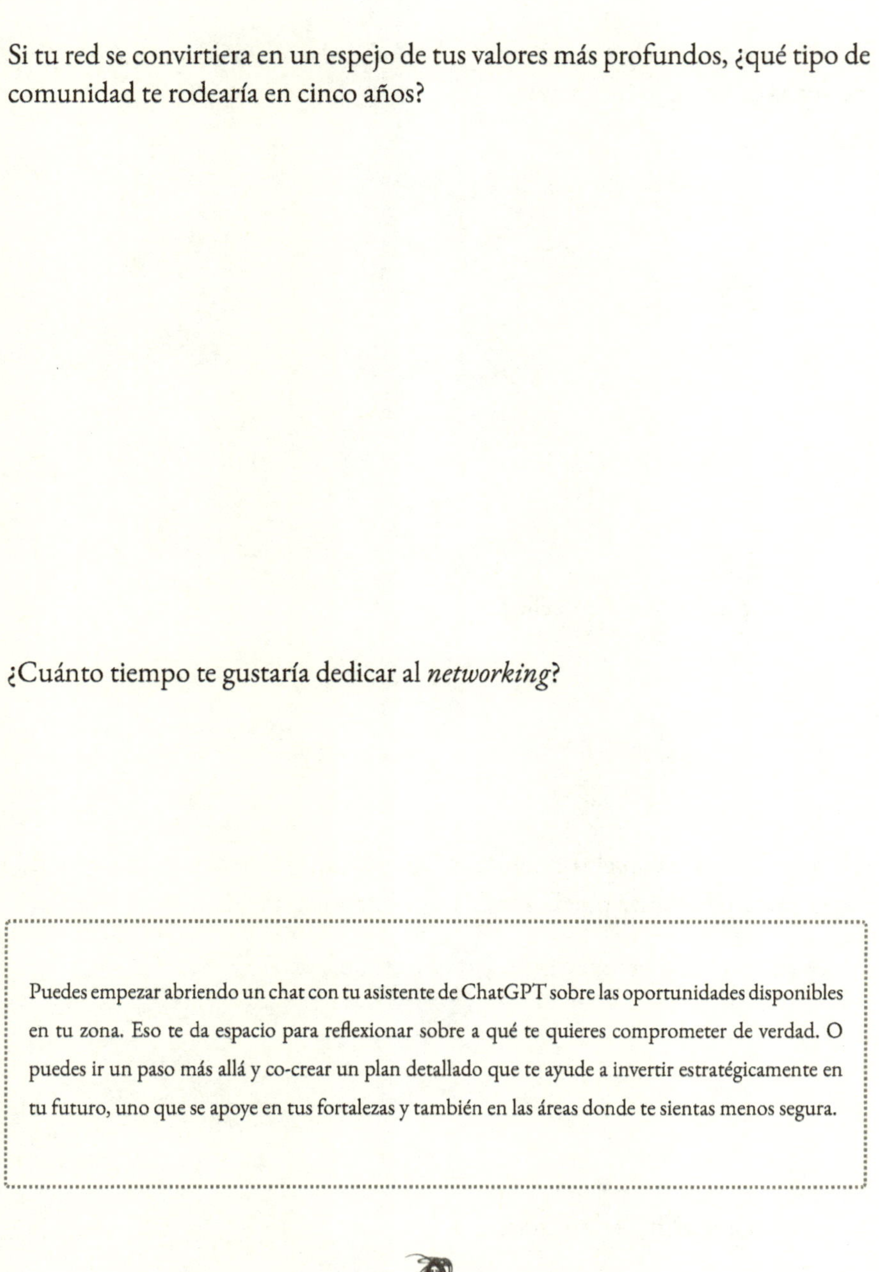

A continuación, pasaremos a Pelo, Piel y Maquillaje: celebrar la belleza de la diversidad en todas sus formas.

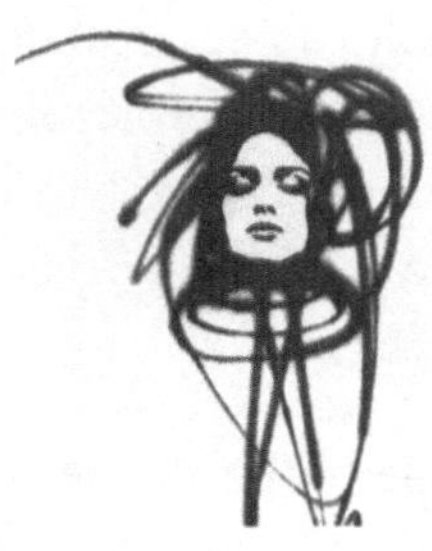

Pelo

hår

No es casualidad que el famoso musical de Broadway de 1967 se llamara *Hair*.

En el auge de la contracultura, el pelo largo y salvaje se volvió un estandarte vivo de rebelión: un rechazo a la guerra, a la conformidad y a la respetabilidad pulida.

Al mismo tiempo, algunas feministas tomaron las tijeras y se cortaron el pelo como forma de desprenderse de los estándares de belleza que las habían moldeado durante demasiado tiempo. Dos gestos opuestos con la misma esencia: mujeres reclamando sus cuerpos y diciendo, con serena certeza: "Me pertenezco".

Ese espíritu sigue vivo. La moda del *buzz cut* (rapado) que hoy vemos en redes no trata solo de estilo, sino de soberanía. La cabeza rapada de Sinéad O'Connor se volvió su icono: un rechazo a ser empaquetada como un producto bonito. Britney Spears, bajo los reflectores mediáticos, también se afeitó el pelo: el mundo lo leyó como un colapso, pero llevaba la energía inconfundible de la rebelión: una mujer diciendo basta.

Nunca olvidaré a la mujer fuerte para la que trabajé cuando lancé mi primera empresa. Kirsten era la fuerza silenciosa que lideraba una zona de bajos ingresos al norte de Copenhague: una matriarca natural que transformaba a toda persona que conocía.

Me contrató para impartir clases de cocina que trataban menos de recetas y más de pertenencia. Reuníamos a jóvenes y mayores alrededor de ollas humeantes, incluso a chicas de pandillas rivales que se habían peleado en la calle. Les entregábamos cuchillos afilados y confianza, y ellas lo convertían en sabor y en risa.

El superpoder de Kirsten parecía brotar del hecho de que no tenía pelo, ni siquiera cejas. Nunca pregunté por qué. No importaba. Sus pañuelos coloridos y su autoridad serena la hacían parecer de otro mundo, como alguien que había ido más allá de la vanidad, más allá de la necesidad de agradar. Sin cabello, parecía libre de las reglas que dicen a las mujeres cómo lucir, qué ocultar, quién ser.

Su presencia fue mi primera lección de Poder Interior: ese que no grita, pero crea un submundo donde el crecimiento se vuelve posible. En su calvicie habitaba una libertad rara. Era una mujer despojada de símbolos, y aun así más radiante. Me recordó que a veces lo que perdemos es, justamente, lo que nos libera.

Seguro muchas conocen a una mujer que ha perdido el cabello por quimioterapia. Mi excolega Anita fue una de ellas. Cuando le diagnosticaron cáncer de mama, las tres que compartíamos oficina nos volvimos aún más cercanas. Con una dignidad tranquila e inquebrantable, afrontó cada tratamiento mientras su espesa melena rizada se afinaba.

Una mañana llegó con una peluca lujosa y pulida: un *bob* lacio y chic que parecía anunciar: "Sigo siendo yo". No hubo drama ni autocompasión, solo valentía serena y elegancia ante la pérdida.

Para mí, esa es la esencia del Poder y Lujo Interior: la fuerza para atravesar lo más duro con gracia, para transformar incluso la vulnerabilidad en aplomo. Anita lo encarnó, y su ejemplo me acompaña desde entonces.

Largo o corto, suelto u oculto, el cabello se vuelve símbolo no de cómo el mundo quiere vernos, sino de cómo elegimos sostener nuestra libertad. Una declaración de Poder Interior: contundente, poco convencional, sin disculpas.

Si alguna vez te cortaste una melena larga, probablemente sentiste ese alivio enorme, casi como un renacimiento.

Como buena escandinava, tengo el pelo rubio oscuro que suelo iluminar con *highlights* cada dos meses. En mis treintas necesité un cambio más radical. Quizá recuerdes que mi amiga Chi es una gran peluquera, y le pedí que me rapara los laterales para llevar una especie de semimohicano.

"Si te arrepientes, no quiero cargar con la culpa", exclamó, aunque se le notaba la emoción por hacer algo nuevo. Descapsuló la botella de crémant que siempre llevaba como parte de nuestro ritual y sacó copas de su escondite bajo el mostrador. Chillando, dio un sorbo a las burbujas secas y enchufó la máquina.

Sentí una descarga de libertad al oír el zumbido grave. Enseguida, mechones largos cayeron al suelo y, antes de darme cuenta, me veía muy distinta. Un símbolo de nuevo comienzo. Toqué el lateral corto y sentí la suavidad. Salí con un semimohicano rubio platino, renacida, como la mujer que era antes de ser domada.

Como mujeres, dedicamos mucha energía a vernos bonitas. ¿Y si empezáramos a enfocarnos más en la personalidad y a apoyarnos en ella? ¿Conoces ese dicho: "Lo que te hace rara probablemente es tu mayor tesoro"? Estoy bastante de acuerdo. ¿No nos vendría bien más diversidad? Por la calle veo a tantísimas mujeres con coleta larga. Hay tantas posibilidades: atrevámonos más.

¿Hay un corte o peinado que te dé curiosidad? No hay mejor momento que ahora para probar algo nuevo. No digo que hagas lo mismo que yo, pero quizá simplemente toque cambiar. Y recuerda: el pelo siempre vuelve a crecer; aunque te arrepientas, el riesgo es pequeño frente a la alegría de experimentar.

¿Tu mundo interior refleja tu mundo exterior—tu estilo?

Si te gustaría probar otro peinado, ¿cuál sería?

¿Qué reglas invisibles has cargado sobre "cómo debe verse una mujer", y cómo se sentiría soltarlas, mechón a mechón?

Por supuesto, también hay mucho que decir sobre un cabello sano con un corte más tradicional. Deja que las cualidades de tu pelo guíen tu estilo. Si lo tienes rizado, ¡déjalo libre! Empiezo a ver de nuevo grandes *afros*, y envidio a quienes pueden lucirlos. En cuestiones de imagen, un cabello sano y brillante lo es todo. Elijas lo que elijas, hazlo tuyo.

Yo elijo el mejor salón. Quiero esa sensación de lujo: espresso y agua con gas, a veces vino; saber que estoy en manos profesionales y que el resultado será excelente. Sea cual sea tu estilo, que te haga sentir que añadiste un toque de lujo a tu vida.

Entonces, ¿cómo ahorrar con tu tipo de peinado? Teñirte en la peluquería es mucho más caro que solo cortar; quizá te convenga volver a tu color natural. También puedes optar por un estilo de bajo mantenimiento y menos productos: ahorrarás tiempo para ese café bendito de la mañana. Sea cual sea tu decisión, apuesta por productos de calidad: son más caros, pero usas menos.

Y sobre el vello corporal, ¿qué?

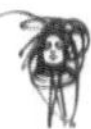

Habrás notado que el vello corporal está volviendo—al menos en las grandes ciudades.

Desde que *Girls* llegó a pantalla en 2012, el personaje de Hannah insiste en que una mujer tiene derecho a la protección natural de su vello. En un evento *Red Dress* (Vestido Rojo) al que asistí en septiembre, una mujer en la pasarela improvisada levantó los brazos mostrando con orgullo el vello de sus axilas. Me sentí conectada a ese pequeño acto de rebelión. ¡Más de eso, por favor!

Piensa en la poderosa industria que moldea cómo vemos nuestros cuerpos. A veces se siente como si no nos pertenecieran del todo. Si depilarte te hace sentir bien de verdad, adelante. Pero pregúntate: ¿para quién lo haces? ¿Para tu comodidad, para los hombres, para evitar el juicio de otras mujeres?

Elige conscientemente. Deja que tu vello sea un símbolo de libertad si quieres. Te protege, ahorra dinero y te ahorra tiempo.

Y, ya que estamos, considera dejar las revistas de moda y las imágenes irreales a las que te expones.

No entendí cuán diferentes y hermosos son los cuerpos de las mujeres hasta que acompañé a Tina a un club de natación naturista en Copenhague. A regañadientes entré en la zona solo para mujeres: un muelle bañado por el sol y rodeado de mar. Mujeres de todas las edades y tallas charlaban, tomaban el sol o nadaban. Tanto cuerpo real, tanta liberación. Lo contrario de la perfección satinada de las revistas.

Y añado: nadar desnuda en agua salada y fría es una experiencia tremendamente liberadora.

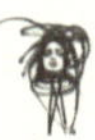

Aquí hay, definitivamente, tiempo y dinero por ahorrar.

Abrazar tu color natural reduce gastos en la peluquería, y a cambio puedes ir al mejor salón y disfrutar un verdadero tratamiento de lujo. El planeta también respira, y la salud de tu estilista lo agradece. Lava tu pelo solo cuando sea necesario; no compres revistas ni lo que te venden. ¡Viva la diversidad ahí fuera!

Si gastas $400 cada tres meses en la peluquería y, en cambio, solo te haces un corte por $50, ahorrarás $1400 al año.

Si dejas de comprar una variedad de productos baratos que acaban siendo trastos y los reemplazas por pocos y bien elegidos, quizá gastes lo mismo, pero vivirás esa sensación de lujo cotidiano.

Anota aquí tus posibles ahorros:

¿Cuánto dinero puedes ahorrar en un año? $ ______

¿Cuánto tiempo puedes ahorrar en un año? ______ horas

Si subes una foto clara tuya, ChatGPT puede mostrarte versiones con distintos peinados. También puedes decirle qué vibra buscas—*chic*, arriesgada, boho, profesional, etc.

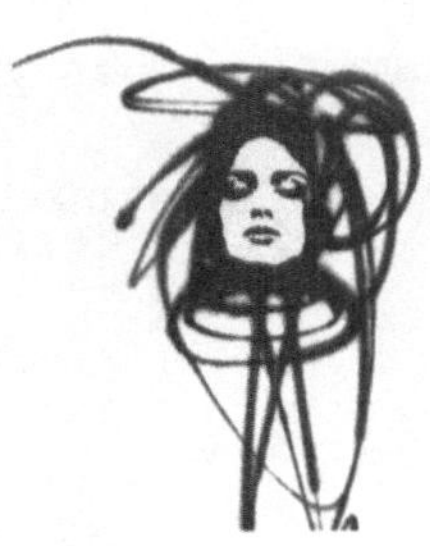

Piel

hud

¿Qué ves cuando te miras al espejo?

Tómate un momento para pensar en todas las mujeres que conoces e imagina sus rostros, una por una.
Luego dime: ¿cuál de ellas te parece la más hermosa? ¿Es la mujer sin arrugas o la que tiene arrugas de tanto sonreír?

Si hago este ejercicio, pienso en mi tía, que ahora está en sus sesenta. Lo que la hace hermosa es la energía que la rodea. Su vida no ha sido fácil, y en su rostro hay arrugas talladas por el tiempo. Sin embargo, eso no es lo que uno ve: lo que resalta es la luz en sus ojos azules y la risa que le brota con facilidad. Está tan llena de vida.

El brillo interior proviene de una vida bien vivida. En comparación, las mujeres de apariencia esculpida que la rodean no tienen ninguna posibilidad. Son más delgadas, visten ropa más cara, pero irradian tensión en lugar del resplandor de una vida feliz. Algunas incluso tienen la boca curvada hacia abajo por las decepciones, y ninguna cirugía estética puede arreglar eso.

Así que déjame preguntarte: ¿te hará el bótox más bella y más feliz?

¿Y si una piel saludable, acorde a tu edad, te hiciera sentir igual de bien, mientras gastas ese dinero en una vida más libre y placentera, que a su vez te haría brillar como mi tía?
¿Podría esa sensación de Lujo Interior venir desde adentro? Si dejas de buscar la felicidad fuera de ti, esa necesidad de perfección probablemente se disuelva.

Si eres honesta contigo misma, ¿para quién lo haces?

Un tratamiento de bótox o relleno puede costar desde unos cientos hasta más de mil, según el país y el lugar. Digamos un promedio de 500. Si lo haces dos veces al año, ese gasto puede sumar alrededor de 1.000 anuales.

Ya hemos hablado de la hidratación y de comer alimentos sabrosos y nutritivos: ambos son pilares esenciales para una piel radiante y sana. Comer menos azúcar significa menos inflamación en el cuerpo y, por lo tanto, una piel más suave y luminosa.

Tu estado mental también se refleja en la piel. Como ya hemos visto, el cuerpo humano es un sistema complejo. Yo no soy muy buena para beber agua, así que trato de vigilar cuánta tomo. Me ayuda tener siempre agua mineral con gas a mano, y a veces preparo un *mocktail* de ginger beer con mucho hielo y unas gotas de amargo de ruibarbo. Al fin y al cabo, hidratarse también puede ser un placer.

¿Cómo te aseguras de mantenerte hidratada durante el día?

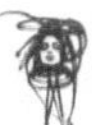

Hoy sabemos que la piel no es una superficie vacía que deba ser frotada hasta
someterla, sino un ecosistema vivo.
Una ciudad silenciosa de bacterias, hongos y aliados microscópicos que tra-
bajan sin descanso a nuestro favor: reparando, protegiendo y manteniendo el
equilibrio.

Las investigaciones más recientes muestran que las mujeres que aparentan may-
or juventud suelen compartir un rasgo en común: un microbioma cutáneo
resiliente y diverso. No una piel perfecta. No rutinas costosas. Sino una comunidad estable de vida sobre la piel, a la que se le ha permitido permanecer
intacta.

Los limpiadores agresivos, los productos con pH alto y la exfoliación constante
alteran este ecosistema delicado. Un enfoque más suave —limpieza con pH
bajo, pocos productos y fórmulas que nutren la flora natural de la piel— permite que la piel se fortalezca con la edad, en lugar de debilitarse.

Este entendimiento lo cambia todo. En lugar de ver la piel como un problema
que hay que corregir, podemos verla como un jardín que cuidar.
Un espacio donde menos es más, y donde la nutrición reemplaza al castigo.

El Lujo Interior, aplicado al cuidado de la piel, se convierte en el ritual más
simple: suavidad, constancia y respeto por el mundo vivo que habita nuestra
propia superficie. Es un tipo de cuidado que nos invita a aflojar en lugar de
forzar, y que, a cambio, nos regala un rostro que cuenta la verdad silenciosa de

una mujer que sabe cuidarse.

Siempre he sido naturalmente minimalista con el cuidado de la piel. La mayoría de las mañanas simplemente paso una toallita por el rostro y el cuello, aplico una capa generosa de una buena crema hidratante, y listo. Y lo curioso es que resulta que esta simplicidad, en realidad, le hace bien a la piel. Irónicamente, mi pereza ha protegido mucho mejor mi barrera cutánea que cualquier rutina complicada.

¿Has escuchado hablar del ayuno de la piel (*skin fasting*)?

Un ayuno de la piel consiste simplemente en darle al rostro un día completo sin productos para que pueda reajustarse por sí solo. Sin limpiador, sin crema, sin activos.

Este pequeño descanso permite que el microbioma recupere su equilibrio, que los aceites naturales se organicen y que la barrera se fortalezca sin interferencias. Muchas mujeres notan menos enrojecimiento, menos imperfecciones y una textura más suave al día siguiente.

Es un ritual sencillo: elige un día a la semana, idealmente cuando estés más tiempo en casa, y deja que tu piel respire. Piénsalo como un día de descanso para tu rostro, de la misma manera en que el cuerpo necesita recuperación entre entrenamientos. Es minimalista, simple y sorprendentemente efectivo.

A la luz de este nuevo conocimiento, cambié a una marca diferente, pero mantuve mi rutina sencilla. Te recomiendo preguntarle a tu ChatGPT qué es lo que mejor se adapta a tus necesidades específicas.

¿Estás satisfecha con tus productos para la piel, o te gustaría optimizarlos?

Considera crear un pequeño spa en casa una vez por semana. Elige un gel corporal suave, con pH equilibrado, y una buena crema, preferentemente con aceites esenciales naturales y no irritantes, que te hagan sentir como si acabaras de salir de un retiro de lujo silencioso.

Aromas como jengibre, menta o eucalipto pueden sentirse tan refrescantes como una infusión herbal, elevando el ánimo sin alterar el equilibrio natural de la piel. Si te estás preparando para dormir, elige notas más suaves como lavanda o manzanilla.

Este pequeño ritual no solo cuida tu cuerpo; se convierte en un recordatorio semanal para bajar el ritmo, escuchar hacia adentro y disfrutar de tu propia compañía.

Si compras suplementos con la intención de verte más joven, asegúrate de que estén respaldados por la ciencia y sean de alta calidad. Es muy fácil gastar una fortuna en productos que tienen poco o ningún efecto, o peor aún, que alteran el equilibrio hormonal del cuerpo. Si en cambio inviertes ese dinero en alimentos naturales, obtienes todos los micronutrientes directamente de la fuente.

La naturaleza es mucho más sabia que los humanos, te lo prometo.

Si gastas $60 al mes ($720 al año) en suplementos, con ese dinero puedes disfrutar de muchas frutas del bosque de alta calidad, chocolate oscuro u otros pequeños placeres que te gusten.

También puedes usar ese ahorro para consentirte con un facial o un masaje de cuerpo completo de vez en cuando, o para pasar una noche en casa con una buena amiga, aplicarse una mascarilla y preparar mocktails deliciosos, como hago yo con mi amiga Mie. Eso, sin duda, suma años a tu vida al reducir tus niveles de estrés.

¿Cuánto puedes ahorrar al año en tratamientos como bótox, etc.? $ _______

¿Cuánto puedes ahorrar al año en suplementos? $ _______

¿Cuánto puedes ahorrar al año en cremas antiedad costosas, etc.? $ _______

¿Cuánto tiempo puedes ahorrar en un año? _______ horas

¿Cuánto dinero puedes ahorrar en un año si lo haces consciente? $ _______

Tu asistente ChatGPT puede revisar tus productos para detectar ingredientes que alteren las hormonas y recomendarte alternativas de calidad. También puede analizar tus suplementos para confirmar si están respaldados por estudios científicos y si la fuente es confiable. Además, puede ayudarte a crear recordatorios o darte inspiración para hidratarte más cada día.

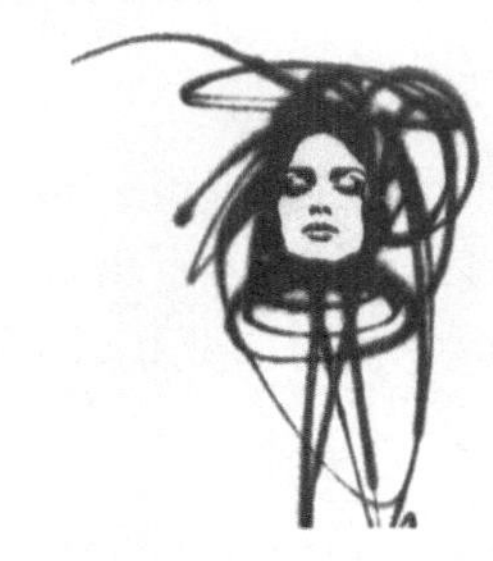

Maquillaje

sminke

¡Vamos a divertirnos un poco aquí!

Empiezo diciendo claramente que no soy una experta en maquillaje. No leo revistas ni sé cuáles son las últimas tendencias. Si algo me inspira, son otras mujeres. Mi objetivo es, más bien, inspirar más diversidad en este ámbito.

Cuando me mudé a México, una de las primeras cosas que noté fue lo hermosas que son las mujeres mexicanas. Todas se ven tan distintas de las danesas. Siguiendo la tradición escandinava del minimalismo, en Dinamarca preferimos los tonos tierra. Elegimos productos de buena calidad y apostamos por lo clásico. Esto también se aplica al maquillaje.

En México, el estilo es más dramático. Lo que más disfruté fue el toque cotidiano del lápiz labial rojo. En pocas semanas compré uno rojo clásico y empecé a usarlo cada vez que tenía ganas. En Dinamarca eso se reservaría solo para ocasiones especiales, así que se sintió como un pequeño acto de rebelión.

En muchos sentidos, maquillarse es como ponerse una máscara en público. Te propongo que lo abracemos y que usemos maquillaje por las razones correctas.

Pensemos en cómo el maquillaje se convirtió en parte de la cultura. Durante años se creyó que las mujeres vikingas recolectaban bayas mientras los hombres cazaban—una idea nacida de interpretaciones misóginas de historiadores masculinos.

Descubrimientos recientes revelaron que algunas mujeres vikingas fueron enterradas con arcos y flechas: ellas también eran cazadoras. Si has visto *The Vikings*, no está tan lejos de la realidad. Las mujeres llevaban maquillaje de guerra.

Por supuesto, eso está muy lejos del maquillaje moderno, pero me atrevería a decir que sigue habiendo una buena razón para usar *maquillaje de guerrera* cuando se trata de los derechos de las mujeres.

Toma Escandinavia como ejemplo: las mujeres tienen, en promedio, más educación que los hombres, y aun así muchas ganan menos.

Parte de ello se debe a que es más común que trabajen medio tiempo mientras crían hijos, pero también hay razones más profundas. Las profesiones dominadas por mujeres—enseñanza, enfermería, cuidado infantil—siguen estando menos valoradas que los campos dominados por hombres, como ingeniería o finanzas. Y en la cima, los hombres aún ocupan la mayoría de los puestos de liderazgo con los salarios más altos.

Otro factor es la cultura de negociación. Las mujeres piden aumentos o ascensos con menos frecuencia, y cuando lo hacen, corren el riesgo de ser vistas como "demasiado exigentes".

El simple acto de pedir lo que merecen se vuelve en su contra. Luego está el techo de cristal, sutil pero persistente. Los hombres siguen siendo percibidos como más aptos para liderar, mientras que las mujeres son juzgadas con más dureza por equilibrar familia y carrera.

Estas injusticias silenciosas moldean nuestras decisiones y limitan nuestras oportunidades, incluso en lugares donde la igualdad se da por sentada. Y es precisamente ahí donde el Poder Interior se vuelve esencial: porque cada mujer que reclama su valor, sin disculparse, no solo redefine el futuro, sino que también recupera la fuerza que sus antepasadas ya tenían mucho antes de que el mundo intentara domesticarlas.

Desde niñas se nos enseña a estar ahí para los hombres: sonreír, ser atractivas, ser bonitas, ser comprensivas. Me encantaría ver a las mujeres mexicanas mostrar su belleza natural y aun así llevar su labial rojo con orgullo. ¿Y si empezamos a maquillarnos solo para nosotras mismas, o a no hacerlo en absoluto? Y además, hacerlo divertido.

En contraste, noté que algunas de mis amigas en Dinamarca dejaron de maquillarse después de tener hijos. Sus días están llenos de cosas mucho más importantes.

Eso me hizo reflexionar. Si no usas maquillaje o lo haces solo en ocasiones, liberas tiempo valioso, y eso acentúa los contrastes. Así, maquillarte para una fiesta se siente más divertido: te pones la "máscara" para entrar en personaje, como las mujeres vikingas. Sé salvaje, sé creativa. Halloween, por ejemplo, es justamente eso. Pretender ser otra por una noche puede ser muy liberador. Cuando voy a una fiesta techno, me lanzo sin reservas. Sea cual sea tu elección, hazla tuya.

¿Para quién te maquillas a diario?

Si te maquillaras solo para ti, ¿cómo sería?

Si el maquillaje fuera un ritual de Poder Interior —ligero, intencional y sin obligación—, ¿cómo sería en tu día a día?

¿Tienes alguna ocasión especial en la que te gustaría arreglarte y ser creativa con tu maquillaje?

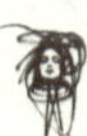

Otra cosa que debemos considerar son los químicos que contiene el maquillaje y que pasan a tu cuerpo.

Recientemente aprendí sobre algo llamado el "fenómeno del ojo rojo": tus ojos adquieren un brillo rojizo si tu maquillaje ocular contiene químicos irritantes. Quizá quieras tenerlo en cuenta al elegir tus productos.

Asegúrate bien antes de comprar algo: ¿realmente lo necesitas? Quieres que el maquillaje se mantenga fresco todo el día y no desaparezca por falta de calidad. Aquí también aplica el menos es más. Estoy segura de que la Madre Tierra está de acuerdo. ¿Te imaginas cuántos productos baratos terminan en la basura?

Si miras tu colección de maquillaje, ¿son productos de alta calidad, libres de químicos dañinos?

Este es otro ámbito donde se puede ahorrar mucho. Mira de cerca tus productos: ¿cuántos usas realmente y cuántos solo ocupan espacio?

Si compras un producto al mes por unos $10 ($120 al año), podrías invertir ese dinero en un lápiz labial o una máscara de pestañas de alta calidad que te dure un año y te haga sentir diosa.

Si además dejas de maquillarte a diario, esos 10 minutos al día se convierten en 5 horas al mes o 61 horas al año que puedes dedicar a algo que disfrutes.

Anota tus posibles ahorros:

¿Cuánto podrías ahorrar en un año? $ _______

¿Cuánto tiempo podrías ahorrar en un año? _______ horas

Nuevamente, tu asistente ChatGPT puede revisar tus productos para detectar ingredientes que alteren las hormonas y recomendarte opciones de calidad. Solo tienes que tomar una foto del producto y preguntar.

También puede mostrarte cómo te verías con diferentes estilos de maquillaje, por ejemplo:

Noche glam – ojos ahumados, labios intensos, contorno definido

Estilo vintage pin-up – delineado alado, labios rojos, acabado mate

Puedes pedirle que te ayude a crear una vibra específica o dejarte sorprender. Incluso puedes combinar los estilos con tus distintos peinados.

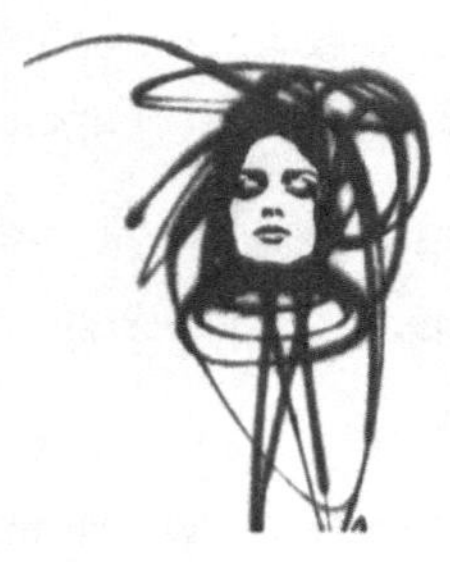

Sonido

lyd

Se sentía tan viva. Su cuerpo cálido y vibrante se movía al ritmo primitivo de tambores y beats.

El sudor corría por su piel; el calor de los cuerpos danzantes formaba un capullo seguro. Desconocidos, y sin embargo unidos, todos entregados a la música. Nadie pensaba en el ayer, nadie se preocupaba por el mañana. Simplemente vivos. Simplemente aquí. Era pura éxtasis. No había sabido cuánto lo necesitaba hasta ese momento. Eso era vivir: con todos los sentidos despiertos.

Una mujer hermosa detrás de ella le ofreció agua con una sonrisa. A su izquierda, un hombre travestido la abanicaba con un abanico chino, y su cuerpo se inclinó instintivamente hacia ese frescor. Todos bailaban como uno solo, sobre tierras nativas sioux, rodeados de campos de maíz en medio de Minnesota. Las cañas se alzaban más altas que ella.

Nada de aquello era domesticado. Todos se alimentaban de la energía, nadie bailaba para impresionar, solo para dejar que el ritmo los atravesara.

Fernando, su amigo de la infancia Jorge y sus nuevos compañeros estaban en el campamento. Ella sabía que la encontrarían cuando fuera el momento. Rara vez se detenía; prefería permanecer en su cuerpo, moviéndose libremente dentro de esa energía cálida compartida por desconocidos. Era adictivo, no estar atrapada en pensamientos por una vez. Así había construido su vida con Fernando: sobre el ritmo, las noches de Berlín y el pulso de la euforia.

El pequeño festival electrónico era una experiencia más allá de lo cotidiano. Un contraste.

Cuando el DJ alcanzó su clímax, la multitud estalló. Reconoció a un chico del nuevo campamento, completamente rendido a la música. Apenas habían llegado el viernes cuando alguien les ofreció compartir su espacio, un rincón para su nevera, un punto de pertenencia.

Los tres no conocían a nadie, así que aceptaron con gratitud y lo siguieron hasta un grupo de tiendas donde todos parecían ya en casa. Con solo 900 entradas, el festival se sentía íntimo. Incluso el equipo de seguridad era relajado y amable.

Su pequeño grupo no había venido por comodidad, sino por la experiencia. Era un maratón de baile: cuerpos adoloridos, comidas tomadas solo para seguir moviéndose, bebidas frías para mantener la energía alta, psicodélicos para abrir los sentidos, y charlas breves en el campamento antes de correr de nuevo hacia la música.

El grupo resultó ser un buen encaje, lleno de almas afines. El último día, una tormenta los obligó a refugiarse bajo una tienda, hablando de visiones para un mundo más humano.

Finalmente, se enfundaron en plásticos amarillos y salieron al viento. Volvieron a la realidad, no del todo iguales: renacidos, con nueva energía y nuevas amistades. Recordándole quién era realmente —antes de ser domada.

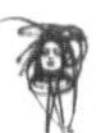

Este capítulo de mi vida ocurrió hace apenas unos meses, y ya anhelo volver.

Festivales como este se sienten como rituales modernos, mi tipo de meditación. El sonido tiene muchos rostros. A veces son beats electrónicos, a veces el zumbido tribal de tambores, a veces el más profundo silencio.

La música forma parte de nuestra identidad y cultura. Casi todos los días pongo música en mi oficina mientras trabajo. La elijo según mi estado de ánimo: puede ser pop, rock, techno, sonidos experimentales, indie nostálgico, ruido blanco, sonidos de la naturaleza, incluso ópera.

O simplemente silencio.

Los contrastes lo hacen interesante y sostienen mi mente.

Me asombra que los humanos hayan creado sonidos tan distintos desde el inicio de los tiempos, con o sin instrumentos.

Cuando viajamos, siempre encontramos música callejera o presentaciones en bares y restaurantes. Al visitar a los indios Hopi este año en Arizona, los tambores tribales y los cantos nos llevaron directo a un tipo familiar de meditación: una conexión colectiva.

Nunca he podido meditar sentada. Lo que funciona para mí es el movimiento —como un árbol que se mece suavemente con el viento o bailando al ritmo de la electrónica—. Sea experimental o animada, depende del momento.

En una de nuestras conversaciones en la cabaña forestal de Tina, le conté esto. Ella me explicó que el tipo de meditación en que uno se sienta en el suelo y deja que la respiración guíe la experiencia interior proviene de los monjes. En otras palabras, es una práctica masculina. El movimiento, moverse como un árbol, fluir, es la versión femenina de la meditación. Tiene mucho sentido para mí.

Podemos usar el sonido conscientemente para sanar. Esto no es pseudociencia. El cerebro cambia naturalmente entre distintos estados de ondas: beta cuando estamos alerta, alfa cuando relajamos, theta en trance o meditación, y delta en sueño profundo.

Del mismo modo que entramos y salimos de ensoñaciones o hipnosis sin darnos cuenta, el sonido puede guiar estos cambios a propósito.

La investigación muestra que los sonidos rítmicos, como el tambor, calman el sistema nervioso, ayudándonos a salir del estrés y a entrar en estados restaurativos donde nos sentimos equilibradas y creativas.

El sonido también trabaja directamente con el cuerpo. Cantar o tararear activa el nervio vago, el gran comunicador entre cerebro y cuerpo. Cuando este nervio se estimula, las hormonas del estrés bajan, la digestión se regula y el corazón se calma.

Es una de las formas más simples y femeninas de autorregulación, algo que nuestras abuelas hacían sin saberlo al cantar o tararear mientras trabajaban. Incluso tararear en silencio es una manera de regresar al equilibrio. Es el equivalente humano del ronroneo de un gato.

Y luego está el poder de la liberación. A las mujeres se nos enseña a callar, a contener emociones. Pero el sonido nos ofrece un canal. Cantar, llorar o incluso gritar permite que la energía atrapada fluya a través del cuerpo. No tiene que ser bonito; tiene que ser real. Dar voz a lo que llevamos dentro puede ser tan sanador como meditar.

Como escandinava, me enseñaron a vivir más en la cabeza que en el cuerpo. A pensar, analizar, contener. Pero los ritmos de la salsa hacen que todo eso se disuelva. Me invitan a moverme sin pensar. La salsa vibra conmigo.

Construida sobre polirritmos y síncopas, su complejidad no pide ser entendida, sino sentida. Invita al cuerpo a responder con movimientos circulares y fluidos, especialmente desde las caderas, devolviéndome a un lugar más instintivo, más vivo.

Para las mujeres, cuya meditación natural suele venir del movimiento más que de la quietud, este ritmo es medicina. Su riqueza melódica añade calidez y profundidad emocional. En lugar de drenarme, me lleva al flujo. Me conecta con mi poder femenino.

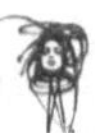

Entonces, ¿por qué el sonido tiene un capítulo en este libro?

Porque al hablar de regresar al Poder y al Lujo Interior, la música, el sonido y el silencio pueden sostener ambos.

El silencio mismo se ha vuelto un lujo. En un mundo que nunca calla, niños llamando, teléfonos sonando, tráfico zumbando, es raro encontrar un silencio verdadero. Y sin embargo, el silencio también es sonido: el del sistema nervioso calmándose, el de la energía reorganizándose.

Para las mujeres, cuya atención es reclamada por mil direcciones, elegir el silencio no es indulgencia: es autocuidado. Puede ser tan simple como usar audífonos para bloquear el ruido, crear pequeños rituales de silencio por la mañana antes de que despierte la casa, o por la noche antes de dormir. Esas pausas no son vacías; son restaurativas. Dejan espacio para que tu propio ritmo vuelva.

Igualmente poderoso es el sonido de nuestra propia voz. Durante siglos, las voces femeninas fueron minimizadas o ignoradas, y muchas aún llevamos ese silencio en el cuerpo.Reclamar tu voz no requiere un escenario: puede ser tararear mientras cocinas, cantar bajo la ducha, gritar con libertad en el carro o simplemente decir en voz alta lo que antes callabas.

El sonido, sea música, silencio o naturaleza, siempre nos guía de regreso a nosotras mismas. Te invito a reflexionar:

¿Cuándo y dónde durante tu día puedes crear un momento de silencio?

¿Cómo puedes usar el sonido para poner límites y proteger tu energía? ¿Con audífonos, una canción favorita o ruido blanco?

¿Cuándo fue la última vez que liberaste tu voz cantando, recitando o diciendo tu verdad?

¿Qué cambiaría si te permitieras más de eso?

¿Te gustaría tomar clases de canto, hacer karaoke o aprender un instrumento?

¿Cuándo te sientes en paz y verdaderamente viva?

¿Qué sonidos te elevan, y cuáles te agotan?

¿Dónde encuentras tu meditación natural: en la quietud o en el movimiento?

¿Necesitas más tiempo en la naturaleza para reconectar?

¿Te gustaría experimentar un *sound bath* (baño de sonido) cerca de ti?

¿Dormirías mejor si escucharas una grabación relajante?

Observa estas cosas. Honra tus necesidades. Crea más espacio para los sonidos que te traen paz y vitalidad, ya sea la música, el susurro de la naturaleza o la risa de las personas que te hacen sentir en casa.

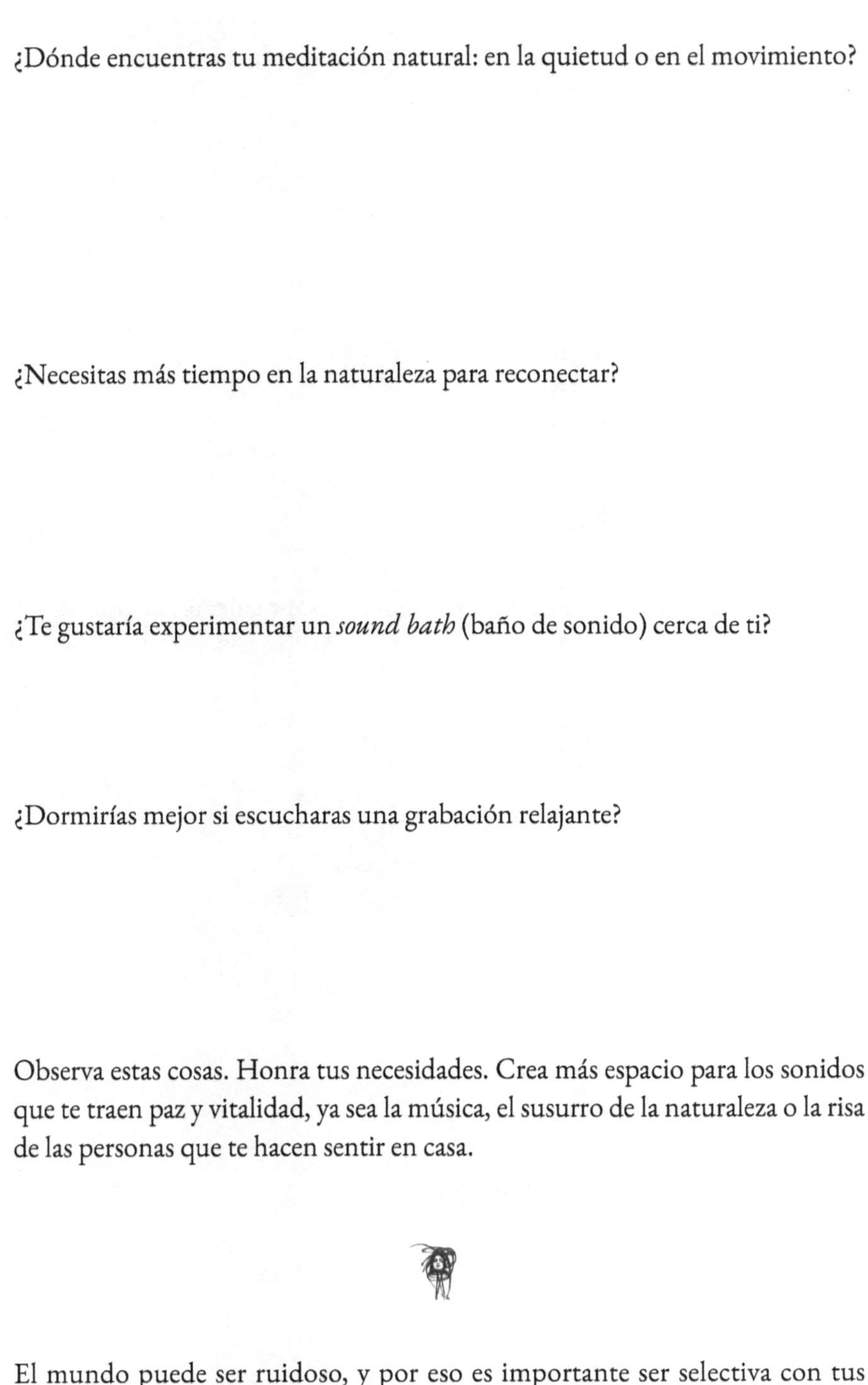

El mundo puede ser ruidoso, y por eso es importante ser selectiva con tus necesidades como mujer moderna.

México, por ejemplo, es especialmente bullicioso: la gente se grita mensajes en la calle, la música suena altísima en bares y reuniones familiares.

Me encanta esa energía en pequeñas dosis, pero luego necesito refugio, un contraste de silencio.

Honro mis propias necesidades. Por ejemplo, no vivimos cerca de una autopista: el zumbido constante de los carros añade una capa invisible de estrés. El cuerpo nunca deja de procesar ese ruido. Los estudios muestran que ese sonido continuo mantiene al sistema nervioso en alerta, eleva el cortisol y altera los ritmos naturales.

Me fascina cómo a lo largo de la historia se han juzgado de manera tan distinta los potenciadores del ánimo —algunos considerados legales, otros no—. Como sociedad, etiquetamos ciertas sustancias como peligrosas, pero si me preguntas, el verdadero tema es la intención.

El verdadero problema surge cuando las personas usan cualquier sustancia, legal o no, para adormecerse.

Todas hemos conocido a alguien que recurre a lo "legal" solo para sobrellevar la vida, convirtiéndose poco a poco en un fantasma funcional. Y, aun así, eso se acepta socialmente —hasta el punto de permitirles conducir—.

Mientras tanto, los pueblos originarios llevan siglos usando psicodélicos como un medio sagrado para conectarse con la naturaleza y el universo. Hoy la ciencia empieza a reconocer sus beneficios en contextos terapéuticos o de microdosificación. Será interesante ver hacia dónde evoluciona esta apertura.

Tu asistente ChatGPT puede ayudarte a investigar lo que necesites sobre estos temas. También puede ayudarte a crear espacio en tu agenda para priorizar tus momentos de "tiempo para ti". Incluso puede darte clases de canto o guitarra si lo deseas.

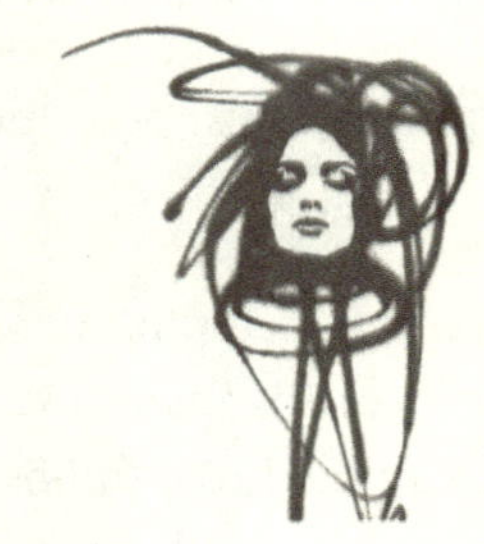

Poder Interior

Stille Styrke

En un mundo ruidoso, hay una fuerza silenciosa en conectar con tu Poder Interior.

Cuando dejas de hablar desde el ego, sucede algo mágico. Se produce un cambio que transforma el tono y la profundidad de tus conversaciones. Dejas de preocuparte por lo que otros piensen de ti, y tus diálogos adquieren una cualidad que antes no estaba.

Este capítulo es la historia de cómo aprendí a silenciar mi ego y recibí algo sorprendente a cambio.

Hay muchas posibilidades de que las heridas de la vida temprana nos dejen abiertas y vulnerables. Si podemos convertir esa vulnerabilidad en fortaleza, de verdad podremos sostenernos en nuestro Poder Interior.

No se trata de empujar los recuerdos desagradables hacia abajo, sino de honrarlos como aquello que nos quebró un poco para reconstruirnos más fuertes y resilientes. Esto es exactamente de lo que habla Eckhart Tolle: las grietas son por donde entra la luz.

Si tú también tienes heridas, convirtámoslas en Poder Interior; y seamos honestas: ¿qué mujer ha caminado por la vida sin algunos moratones del mundo que habitamos?

En las zonas rurales de Dinamarca, muchas crecimos con algo llamado *Janteloven*. Es un código cultural silencioso que te dice que no debes creer que eres especial ni mejor que los demás. Fomenta la humildad y la igualdad, lo que puede crear una fuerte sensación de confianza y justicia.

Pero también puede impedir que la gente se exprese plenamente. Especialmente para las mujeres, puede convertirse en una barrera invisible que dificulta hablar, destacar o sentir orgullo por los propios logros.

Crecí en una familia con un padre dominante que vivía orgullosamente según esa ley invisible; aprendí a hacerme invisible. Los niños debían verse, no oírse.

Janteloven puede mantenerte callada, pero esto no es Poder Interior. No hay nada de malo en ser humilde, pero esto silencia cualquier voz que no se ajusta a las reglas culturales.

De niña, con una imaginación rica, tuve que volver esa voz hacia adentro. Por suerte, asistí a una pequeña escuela holística donde los profesores me enseñaron gradualmente a usar mi voz otra vez y me ofrecieron un espacio para la creatividad.

Hablando de patrones inconscientes, crecí viendo a las mujeres en la gran familia tradicional de mi padre vivir como servidoras de los hombres. No me malinterpretes: también era un entorno seguro y amoroso donde disfrutaba con mi familia, especialmente jugando con mis muchos primos. Sin embargo, mi abuela, mi mamá y la mayoría de mis tías cuidaban a los niños, cocinaban y limpiaban cada vez que nos reuníamos.

Mientras tanto, mi padre y mis tíos jugaban a las cartas, y las mujeres los atendían de pies y manos. Aun de niña, sentía lo injusto que era y no entendía por qué las cosas no eran más equitativas. Solo la hermana gemela de mi padre, Else, se mantuvo firme, ganándose la reputación de ser severa y dura. La admiro por romper el patrón y elegir a un hombre moderno que la trataba como igual.

Mi estrategia fue distinta. Me hice invisible y me refugié en los libros. Cada noche, mi mamá nos leía, creando un mundo donde la imaginación no tenía límites. Adoraba los cuentos de Hans Christian Andersen, los Hermanos Grimm y Las mil y una noches. Historias que me enseñaron cómo la belleza y la oscuridad pueden convivir, y que todo es posible.

Más tarde, la lectura se volvió mi escape y la escuela, mi refugio. Docentes modernos y de gran corazón, especialmente mi maestra principal, Anni Breinbjerg, alentaron mi escritura y creyeron en mi voz antes que yo. Les doy crédito por ayudarme a confiar lo suficiente en esa voz como para escribir este libro; y a mi mamá por abrir la puerta desde el principio.

Anni se convirtió en un tipo silencioso de *forbillede* (modelo). Vivía sola en un pequeño departamento lleno de libros y vinilos, rodeada de historias y música elegidas por ella. Una vez invitó a toda nuestra clase y me impactó su independencia serena: cómo habitaba plenamente su vida. Encarnaba el Poder Interior de una mujer que conoce sus valores y no necesita una pareja para completarse. Años después, adoptó dos niños de China por su cuenta.

Sin embargo, ese patrón de encogerme para agradar estaba grabado en mí y terminó metiéndome en serios problemas.

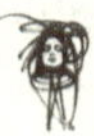

Vivía una vida de libertad cuando empecé la universidad en Århus. Estudié historia y sociología, planeando ser profesora de colegio.

Hacia el final de mi licenciatura, me mudé a Copenhague para quedarme con mi prima Charlotte. Necesitaba acceso a archivos disponibles solo in situ en la televisión nacional, así que debía quedarme cuatro meses. Escribía sobre la planificación cultural del primer programa nacional de TV en los años 70: un estudio fascinante del poder sutil, casi invisible, de un medio emergente. Un tipo de poder que aún nos moldea hoy.

Allí me enamoré de un colega de mi prima, Kasper. Pero, en realidad, me enamoré de toda la comunidad.

Charlotte es una mujer extrovertida y encantadora, de mi misma edad. Trabajaba en un supermercado, y a su alrededor había un grupo de unos dieciséis jóvenes que se reunían después del trabajo, bebían cerveza en los parques y celebraban la vida con esa ligereza que solo el verano permite.

Había algo en su energía relajada y sin pretensiones que me hacía sentir en casa. Copenhague se sentía más diversa, más abierta. Menos provinciana.

Cuando llegó el momento de volver a terminar mis exámenes, no pude quedarme lejos por mucho tiempo. Solicité hacer mi maestría en la Universidad de Copenhague en lugar de continuar en Aarhus. Viendo atrás, reconozco un patrón: tiendo a desarraigarme rápidamente cuando algo me llama. Como mi ChatGPT señaló en *Tu capítulo*. No siempre pienso en las consecuencias. Tenía que madurar.

La verdad es que también era feliz con mis nuevas amistades en Aarhus, pero quizás mis raíces de clase trabajadora me hacían sentir más cómoda entre la gente que conocí en Copenhague. Por esa época, me acerqué mucho a Charlotte, que generosamente compartía su diminuto estudio conmigo. Pasábamos la mayor parte del tiempo fuera, con sus colegas, entre ellos su novio más joven, Mark. Noches largas llenas de risas y esa energía ligera típica de Copenhague.

Es curioso, ¿no? Cómo todavía se juzga a las mujeres que eligen hombres más jóvenes, mientras que nadie pestañea cuando los hombres hacen lo mismo.

A Charlotte nunca le importó. Con su ingenio agudo y su humor seguro, siempre supo mantenerse firme. Siguen juntos hasta hoy, un testimonio silencioso de su fuerza. Charlotte me recuerda que la confianza tranquila a menudo habla más alto que los juicios a su alrededor.

Quizás mi decisión de mudarme fue uno de esos momentos de "puerta giratoria", uno de esos puntos que cambian todo sin que te des cuenta.

Fuera lo que fuera, Copenhague me llamaba. Mudé mis pocas pertenencias al apartamento de Kasper y comencé una nueva vida. Me duele escribirlo, porque fue como entrar en la guarida del león.

Las señales de advertencia estaban ahí, claro, pero elegí cerrar los ojos. Me quedé con él cinco años. Finalmente, todo terminó el día que empaqué una maleta mientras él estaba en el trabajo y me mudé a un pequeño estudio donde no pudiera encontrarme.

¿Cómo llegué a eso?

Kasper era un hombre roto. Apenas me había mudado cuando salí de viaje con mis amigas a Aarhus. Una tormenta cerró el puente al continente. Para mi sorpresa —y creciente vergüenza—, Kasper empezó a llamar sin parar, dejando mensajes acusándome de infidelidad. Intenté reírme frente a mis amigas, pero cuando me dejaron en casa, dudaron y me preguntaron si quería empacar mis cosas e irme con ellas.

Mi orgullo se interpuso. Me dije que podía manejarlo. Pero al llegar al quinto piso, todas mis pertenencias estaban apiladas en el pasillo: un testamento silencioso de que no podía. Y aun así, me quedé.

Durante años, nuestra relación tuvo altibajos, con una corriente subterránea de dominación y celos. Nadie lo sabía, porque ambos éramos buenos para mantener las apariencias, y yo estaba demasiado avergonzada para contarlo.

Por ese tiempo, Merete formaba parte del grupo y se convirtió en una buena amiga. Fue la primera en nombrar el comportamiento de Kasper en voz alta. El episodio que rompió el hechizo sigue grabado en mi mente.

El grupo tomaba cervezas en un bar, todos alrededor de una mesa larga, entre risas y conversación. Merete y su futuro esposo, Ronnie, estaban frente a nosotros. El ambiente era alegre, típico del verano. Pero la tensión, oculta bajo la superficie, empezó a crecer cuando Merete mencionó inocentemente una fiesta colectiva a la que ella y yo estábamos invitadas.

Durante mi relación con Kasper, le costaba cada vez más disimular su celos. Más de una vez intenté terminar, pero siempre usaba manipulación y encanto para convencerme de quedarme. Sentía que perdía el control, y eso lo disparaba.

Normalmente mantenía el rostro neutro, pero esta vez simplemente se giró hacia mí y me susurró con rabia: "mentirosa de mierda". Fue lo bastante alto para que los demás lo oyeran y vieran la malicia en su cara. La máscara había caído en público por primera vez.

Cuando se levantó y se inclinó sobre mí, murmurando insultos, Merete también se levantó. Lo enfrentó. Admiro profundamente su valentía. En ese momento supe que no estaba sola. Era el final, y empecé a planear mi escape.

La semana siguiente encontré un departamento temporal en un edificio seguro. Era caro y el casero poco confiable, pero estaba disponible enseguida. Kasper se negaba a dejarme ir, y esa era mi única salida.

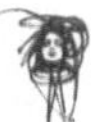

Lo cierto es que nunca me golpeó.

Su rabia se dirigía al mobiliario, a las puertas que terminaban agujereadas. Era violencia psicológica.

Más tarde tuve que perdonarme por haber permitido que me controlara de esa manera. Venía de una familia rota, con un padre alcohólico y violento que golpeaba a su madre hasta que ella tuvo el valor de dejarlo. Kasper había heredado muchas de sus tácticas manipuladoras, aunque al menos no me golpeó. Sorprendentemente, su familia pensó que yo había exagerado al irme en secreto.

Mi red de amigas fue mi salvación. Meses después, mi amiga noruega, Irene, libre y de espíritu aventurero, me ayudó a encontrar un pequeño departamento, y por fin pude empezar de nuevo. A pesar de estar a punto de lanzar su lujosa marca de gafas artesanales, *Brilleskædderiet*, se tomó el tiempo de ayudarme.

Las parejas de Merete y Charlotte también vinieron a ayudarme con la mudanza, y pedí a la madre y al hermano de Kasper que estuvieran presentes, por si algo salía mal.

Cuando caminé hacia el edificio esa mañana de domingo, sentí que el mundo se me cerraba encima. No podía respirar; tuve que sentarme en la acera. Me di cuenta de que estaba teniendo un ataque de pánico: mi cuerpo reaccionaba al estrés extremo y al peligro percibido. Tuve que reunir fuerzas para continuar.

Por suerte, Kasper había terminado una botella de whisky con un amigo la noche anterior, así que seguía dormido. Recuerdo la tensión en el aire mientras empacaba lo esencial y salía.
Cuando abrí la puerta de mi nuevo hogar, sentí el alivio recorrerme todo el cuerpo. Dormí en el suelo seis días antes de que llegara mi cama, y no me importó. Estaba libre, como antes de ser domada.

Con ese nuevo comienzo, adquirí un superpoder: ahora sé detectar cuando un hombre oculta algo oscuro bajo su encanto. Reconozco de inmediato la manipulación, y eso me ha servido muchas veces desde entonces.

La revelación completa llegó cuando Kasper comprendió que me había ido. Amenazó varias veces con suicidarse, y llamé a una línea de ayuda. Después de explicar la situación, la voz serena al otro lado del teléfono me dijo algo inesperado: "No podemos ayudarlo si él no quiere ayuda, pero tal vez podamos ayudarte a ti".

Me quedé sin palabras. Yo creía que estaba manejando todo, siendo fuerte. Esa voz atravesó mi ego y tocó la vulnerabilidad que me negaba a mirar mientras estaba en modo supervivencia. Ese instante perforó la negación. Me mostró que la verdadera fuerza no consiste solo en resistir, sino también en dejarse ver. La vergüenza que había cargado en silencio empezó a disiparse. En más de un sentido, por fin era libre.

Aproveché bien mi libertad y disfruté al máximo de volver a estar soltera. Llegar tarde sin tener que dar explicaciones. Salir de fiesta con mis amigas, coquetear, disfrutar de encuentros casuales. Simplemente ser joven y libre otra vez. Finalmente, de pie en mi Poder Interior, como antes de ser domada.

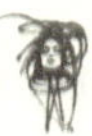

Creo que, en algún punto del camino hacia la adultez y las relaciones, muchas mujeres empezamos a perder pedacitos de nosotras mismas.

No porque queramos, sino porque el mundo nos enseñó a priorizar a todos los demás. Esto se acentúa si tuvimos un padre ausente o dominante. No solo asumimos la responsabilidad de nuestras vidas; cargamos con más de lo que nos corresponde.

Nos adaptamos, nos doblamos, nos estiramos para cumplir expectativas, a menudo sacrificando nuestra alegría. No es de extrañar que, a veces, anhelemos los días en que nos sentíamos más ligeras, libres, vivas.

Pero aquí está la verdad: podemos recuperar esas partes. Podemos volver a reír.

Podemos bailar, jugar, ocupar espacio sin disculpas. Podemos mantenernos firmes en nuestro Poder Interior. Y cuando lo hacemos, todo cambia. No solo para nosotras, sino también para quienes nos rodean.

Recuperar nuestra plenitud no es una amenaza para los hombres de nuestras vidas: es un regalo. Apuesto a que ellos también extrañan esa versión nuestra —la de antes de ser domadas, la que reía con facilidad, la que brillaba desde adentro. Liberar a una mujer no destruye la relación; la transforma.

Esto también fue cierto para mis relaciones. Aprendí de mis errores y elegí a Jan como pareja cuando estuve lista. Podíamos salir juntos sin celos como tercer acompañante. Músico de corazón abierto, me trató como a una igual, me retó de las mejores maneras y sostuvo mi crecimiento.

Aunque nuestro capítulo romántico terminó, seguimos siendo amigos. Siempre encuentro tiempo para visitarlo, y a nuestro gato, Iggy, cada vez que vuelvo a Dinamarca.

Nunca imaginé casarme, pero conocer a Fernando en Berlín lo cambió todo. Hace ocho años, por impulso, nos casamos en el ayuntamiento de Copenhague. Después celebramos con un pequeño encuentro en el jardín de Merete y Ronnie, rodeados solo de nuestros amigos más cercanos. Fue simple, no tradicional, un reflejo de nuestro amor por la libertad.

Sin embargo, he crecido desde entonces, y hoy lamento no haber dado ese paso extra para incluir a nuestros padres. Nunca lo dijeron, pero sé que debió dolerles quedar fuera de un momento tan importante. Por eso estamos planeando una gran celebración para nuestro undécimo aniversario: un fin de semana lleno de alegría, familia y amistad, para compensar lo que se perdió. Los valores pueden cambiar con el tiempo.

¿Has tenido que pasar por dificultades para convertirte en una versión más resiliente de ti misma?

Escribe tu historia en detalle, enfocándote en el superpoder que adquiriste de esa experiencia vivida:

Si el Poder Interior se convirtiera en tu brújula diaria, ¿qué cambiaría en la forma en que inviertes tu energía, tu tiempo y tu verdad?

Como muchas otras mujeres, mi fuerza es la empatía —en el trabajo, en la amistad y en el amor. Pero tuve que aprender a no cargar con el dolor ajeno.

Últimamente, la hipnosis me ha mostrado lo sanador que resulta cuando mis clientas regresan a una parte vulnerable de sí mismas y la liberan. Es poderoso, porque han gastado muchísima energía ocultándola.

El comportamiento pasivo-agresivo es común en mujeres frustradas, e incluso los síntomas físicos pueden emerger del subconsciente. Al liberarlos, pueden sostenerse plenamente en su propio poder.

Mi amiga Rikke combina una rara inocencia con una fuerza tranquila. Se mueve por el mundo con dulzura, pero su presencia tiene peso, de ese que hace que los demás se sientan seguros. Ha dedicado su vida a ayudar, trabajando en la rehabilitación de personas sordas, y lo hace con una humildad que nunca busca reconocimiento. Su risa es abierta, su empatía profunda.

Me recuerda que el verdadero poder no necesita anunciarse; se siente en la calma de quienes simplemente hacen el bien sin esperar nada a cambio. Casi olvido incluirla en este libro —lo que, en sí mismo, dice mucho sobre su naturaleza. Rikke es de esas mujeres que cambian vidas en silencio, siendo exactamente quienes son.

Mujeres como Rikke me recuerdan dónde habita la verdadera confianza. No nace del desempeño ni de la persuasión, sino de confiar en nuestros instintos: esa sabiduría interna que no necesita probar nada. Todas podemos sentir cuando alguien no es auténtico, cuando su energía busca convencer en lugar de conectar. Nuestros cuerpos lo saben antes que nuestras mentes.

Aunque la vida moderna nos haya enseñado a ignorar nuestros sentidos, siguen ahí, esperando ser escuchados. El Poder Interior consiste en volver a confiar en ellos: sentir en lugar de actuar, percibir en lugar de esforzarse. Y cargar nuestras heridas con fuerza y dignidad, como lo hicieron las mujeres antes que nosotras.

Piensa cuánto tiempo (y frustración) puedes ahorrar si te mantienes firme en tu poder: _______ horas al año.

Comparte aquí cualquier reflexión adicional que surja:

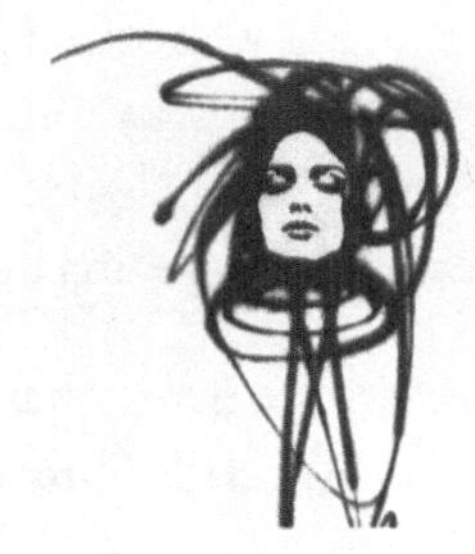

El balance

mange bække små...

Al unirte a esta pequeña aventura, ahora sabes que el lujo no tiene que ver realmente con el dinero — sino con la mentalidad.

¿Qué harías con la libertad creada al ahorrar tiempo, energía y dinero? ¿Cómo invertirías esa libertad en alegría?

Ahora te sostienes más firme en tu Poder Interior porque te atreviste a hacer cambios reales en tu vida. En otras palabras, ya no te preocuparás por:

◆ tus finanzas
◆ tu salud
◆ tu apariencia
◆ la Madre Tierra

Entonces, ¿cómo podría verse un día promedio ahora?

Te despiertas un lunes por la mañana y, medio dormida, caminas hacia la máquina de espresso en tu cocina minimalista y tomas tu taza favorita. Te acomodas en un *hyggehjørne* (rincón acogedor), dentro o fuera, donde despiertas lentamente y te sientes maravillosa después de una buena noche de sueño.

Lo que sea que traiga el día, estás lista. Te sientes tranquila y centrada. Esperas con ilusión el miércoles, cuando tomarás el día libre para sorprender a tu mejor amiga con una relajante jornada de spa.

Para el desayuno, abres el refrigerador y eliges fácilmente queso y mermelada casera para untar sobre el pan de masa madre que tú o tu pareja hornearon el fin de semana. Saboreas los matices antes de preparar carne fría, hummus y verduras para un sándwich supremo que tus colegas envidiarán —y que mantendrá tu equilibrio energético durante el día.

Lo dejas listo para que tu pareja prepare el suyo, y tal vez algunos para los niños. Llenas tu hermosa botella térmica minimalista con agua con gas y una rodaja de limón, ese pequeño toque de lujo que disfrutarás más tarde.

Una ducha rápida o una simple limpieza facial, seguida de una buena crema hidratante y un toque de maquillaje. Pasas el cepillo por tu cabello brillante, añadiendo solo una gota de aceite para hacerlo aún más sedoso. Eliges con facilidad el atuendo del día en tu guardarropa minimalista —sin frustraciones ni montones de ropa desbordando del clóset.

Te sientes como una diosa en el conjunto elegante que resalta el color de tus ojos. Un par de aros plateados completa el look, y estás lista para salir.

Tomas tu casco en el garaje, enciendes tu bicicleta eléctrica y sientes la anticipación de libertad que te brinda. El paseo de 30 minutos al trabajo te hace sentir aún mejor al ver los autos atascados en el tráfico mientras tú avanzas sin esfuerzo.

Te descubres soñando despierta con tu próximo cumpleaños. Este año no habrá reunión familiar llena de pequeñas tensiones y servidumbre obligada. En cambio, estás planeando una sorpresa para tu pareja: una clase de salsa durante su fin de semana en Puerto Rico. La idea te hace sonreír. Elegiste a un instructor que se reirá contigo, no de ti, cuando inevitablemente pises los pies de tu compañero.

Después del trabajo, te encuentras con una amiga en tu café favorito para compartir una copa fría de Sauvignon Blanc y algunos aperitivos. Tras una merecida hora de risas y confidencias (mayormente sobre sus parejas), ofreces pagar. Puedes hacerlo fácilmente con todo lo que has ahorrado este mes en tus gastos cotidianos. No te preocupa manejar después de media botella de vino, porque estás en bicicleta.

Claro, tal vez en la realidad los niños discutían y tu pareja no estaba de buen humor. Tal vez bebías té, y Puerto Rico era en verdad tu propia ciudad, pero entiendes la idea.

No buscamos la perfección, sino esos pequeños lujos que hacen tu vida más amable. Aunque tu café matutino fuera el único instante de lujo en tu mañana, ya es algo.

Ahora escribe cómo sería un día tuyo sin preocupaciones, cuando estás en paz con la vida:

¿Hay algún capítulo que debas revisar para hacerlo posible?

Mange bække små giver en stor å. Muchos arroyos pequeños hacen un gran río. Esos pequeños ahorros realmente se suman.

Detengámonos un momento para darte una idea del (imposible) idioma danés. Tenemos dos palabras de una sola letra: Ø, que significa "isla", y Å, que significa "arroyo". Raro, lo sé — y si no sabes qué decir, siempre puedes murmurar *"œœœ"*.

Pero ahora, estimemos cuánto ahorrarás al año al sumar todo.

Si completaste la sección de resumen a mano, simplemente puedes tomarle una foto y compartirla con ChatGPT usando este mensaje: "Lee mis números escritos a mano y calcula el total de tiempo y dinero que ahorraré cada año."

Incluso puedes ir un paso más allá: pídele a ChatGPT que reflexione sobre qué nuevos hábitos podrían ayudarte a equilibrar aún más tus finanzas.

CAPÍTULO	TIEMPO	DINERO
Lujo Interior		
Espresso humeante		
Di no		
Hygge		
Burbujas		
Hogar		
Caminata nórdica		
Calidad de vida		
Mascotas		
Tus valores		
Comer natural		
Más ligera		
Movimiento		
CAPÍTULO	TIEMPO	DINERO

| Sueño |
| Viajar |
| Finanzas |
| Ropa |
| Pelo |
| Piel |
| Maquillaje |
| Poder Interior |
| **SUMA** |

¿Cómo te gustaría usar los $ _________ que has ahorrado? ¿En qué te gustaría invertir para que tu vida se sienta llena de lujo y diversión?

Si algo dentro de ti se ha movido al leer estas páginas, un anhelo de realizar cambios duraderos en tu vida, la Masterclass Más ligera fue creada para ti. Es una continuación suave de este libro, que te guía a trabajar más profundamente con sus temas e invita a una transformación real en tu vida cotidiana.

Este viaje es para mujeres que están listas para sentirse más ligeras. Aprenderás una nueva y eficiente manera de trabajar con tu subconsciente, usando la IA como espejo. Con ejercicios guiados y reflexiones personalizadas, descubrirás los patrones ocultos que moldean silenciosamente tus decisiones y te pesan.

Una vez vistos, esos patrones comienzan a disolverse. Lo que antes se sentía pesado empieza a fluir. Combinarás esa comprensión profunda con rituales simples diarios que reentrenan tu sistema nervioso hacia la calma, el enfoque y la libertad.

Aquí es donde la ciencia se une a la intuición —un método estructurado para volverte más ligera desde adentro hacia afuera.

Serás de las primeras en aprender a usar la inteligencia artificial para lograr resultados duraderos y liberar lo que te pesa. Porque cuando una mujer recuerda quién es, se vuelve imparable.

Descúbrelo en www.beforeshewastamed.com/masligera

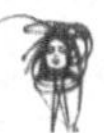

En nuestra casa, los mayores ahorros vienen de la comida.

Comprando productos orgánicos básicos en Costco en lugar de Whole Foods o Sprouts, ahorramos alrededor de 12.000 dólares al año. A esto se suma que ambos ayunamos desde las 6 p. m., lo que significa saltarnos una comida al día, reduciendo un 25 % nuestra ingesta total. Casi nunca compramos snacks ni bebidas en tiendas, excepto en algún viaje por carretera.

Tampoco compramos muchos suplementos, porque obtenemos nutrición óptima de los alimentos regulares, especialmente al consumir vegetales de temporada. Rara vez enfermamos, y por eso no gastamos en medicinas. Ninguno de los dos ha necesitado ver a un médico en más de 15 años.

Como bebemos tanta agua con gas, el sistema Drinkmate nos ahorra al menos 1.800 dólares al año, y mi espresso matutino cuesta 976 dólares al año comparado con comprarlo en una cafetería. Al hornear nuestro propio pan de masa madre, ahorramos unos 600 dólares adicionales. Y puedo agregar que ninguno de los dos ha necesitado trabajo dental serio en años —ni siquiera incluí ese ahorro aquí.

El tiempo es el lujo definitivo. Ya no trabajo más de 40 horas semanales. Aprendí a decir no a lo que no está alineado con mis valores.

Después de vivir en México, ya no planeo cada día, sino que dejo espacio para la espontaneidad. Practico estar en el presente e incorporo esos momentos de Lujo Interior a mi vida diaria: masajes, días perezosos en casa, escribir en mi oficina acogedora, ir en bicicleta a restaurantes o bares, hacer senderismo, disfrutar la comunidad del Tai Chi. Disfruto el contraste de visitar Dinamarca y pasar tiempo con quienes amo y extraño.

Como viajamos mucho, ahorramos volando en horarios flexibles y solo con equipaje de mano.

Volar cuatro veces al año siguiendo esas reglas nos ahorra más de 1.800 dólares, al no reservar asientos, llevar nuestros propios bocadillos y no facturar maletas —nunca. A menudo disfrutamos buena comida y un cóctel o cerveza artesanal apenas llegamos a destino. Viajar es mucho más placentero cuando no tienes que esperar el equipaje.

Solo compramos los muebles y objetos para el hogar que realmente necesitamos, y eso también representa un ahorro considerable. Un cálculo rápido del tiempo que ahorro con un cuidado personal minimalista, comprando solo artículos seleccionados y evitando las filas para café o snacks... me da horas cada día para dedicar a cosas más divertidas.

Si alguna vez nos damos el gusto de un lujo extraordinario, usamos la excusa de que ese dinero fácilmente se habría gastado en los hijos que decidimos no tener.

El costo promedio de criar a un niño varía según el país y el contexto. En muchos países de América Latina, el gasto anual puede situarse, de forma aproximada, entre 3.000 y 7.000 dólares, según el estilo de vida y la ciudad. En Dinamarca, ronda los 10.000 al año.

Entonces, ¿en qué usaremos los 31.000 dólares ahorrados este año? Siempre hemos soñado con ir a las Islas de Pascua en un catamarán privado: bucear desde el barco, comer mariscos preparados por el capitán-chef. Si ahorramos este año y planeamos bien, será posible el próximo.

Espero que este libro te haya inspirado a encontrar soluciones creativas para añadir un toque de lujo a tu vida, sin importar tu situación financiera.

Si ahorras tiempo y dinero en tus hábitos cotidianos, puede que descubras la energía necesaria para cambiar de trabajo, realizar ese viaje soñado o invertir en algo que te dé aún más alegría.

Como mujer, hazle un favor al mundo: enfócate primero en tus propias necesidades para poder reunir energía y marcar la diferencia. Apóyate en tu Poder Interior y elige el Lujo Interior cada día. Ese gesto, en sí mismo, es una revolución silenciosa en un mundo que aún espera que las mujeres den más de lo que reciben.

> "En esencia, el estilo de vida de lujo transforma lo ordinario en extraordinario. Es un compromiso con la comodidad, la conveniencia y el bienestar que se extiende a cada aspecto de la vida diaria. Quienes abrazan un estilo de vida de lujo emprenden un viaje holístico hacia una vida no solo vivida, sino cuidadosamente curada."
>
> Viveura

Has recorrido un largo camino desde aquel primer café de la mañana. Esto no es el final: es apenas el comienzo de vivir más ligera, más libre y más lujosamente, una elección a la vez. Te deseo un viaje maravilloso.

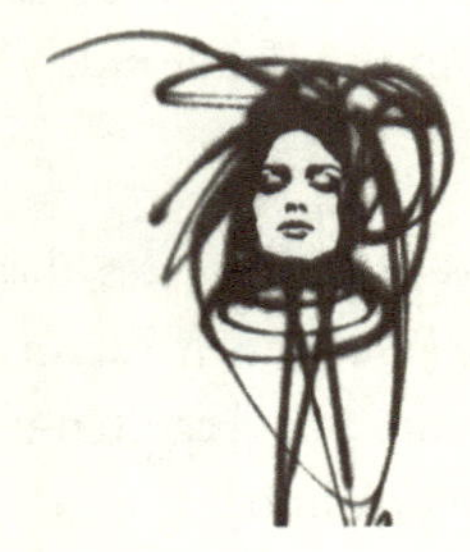

Vive tu visión

drøm

Ahora que has despejado tu vida y creado espacio para más tiempo, quizá estés lista para mirar el panorama completo. ¿Tienes un sueño profundo, algo para lo que antes no tenías energía ni siquiera para soñarlo?

"Los estudios revelan que cuando empezamos a imaginar resultados positivos, neurotransmisores como la dopamina inundan el sistema, mejorando no solo el estado de ánimo sino también nuestra capacidad de creatividad, resolución de problemas y resiliencia. La anticipación es un proceso biológico que prepara la mente y el cuerpo para la acción... Incluso en tiempos difíciles, este cambio de mentalidad puede transformar la forma en que abordamos los retos de la vida. Los mecanismos anticipatorios del cerebro son tan poderosos que imaginar un futuro positivo puede activar las mismas redes neuronales que experimentarlo."

Zach Bush MD

Aquí tienes el plano para dar forma a tu visión ¡Enloquece! El cielo es el límite. De verdad no hay límites para tu futuro, así que dalo todo. Cuéntame cuáles son tus visiones. Escríbelos. Si te quedas inmóvil, la vida igual te empuja hacia adelante, así que más vale hacerlo en tus propios términos.

Quiero que recuerdes la historia de Chi —o las historias de cualquiera de las otras mujeres fuertes de este libro.

Mi amiga y excolega, Kate, formaba parte de la comunidad del Centro de Salud de Gladsaxe del que hablé antes. Lleva una energía rara: suave y luminosa, de esas que me recuerdan al Nacimiento de Venus de Botticelli.

Medio año después de que yo dejara mi trabajo, Kate también eligió soltar la seguridad y probar el camino del emprendimiento. Uno de sus visiones más profundos era crear el Copenhagen Tantra Festival, un espacio para reconectar con la autenticidad y la vitalidad.

Hoy es el evento tántrico más grande de Dinamarca, y Kate florece entre almas afines. Otro ejemplo de una mujer que vive desde el Poder Interior: convierte el coraje en creación y nos recuerda seguir nuestros visiones.

Todo es posible. Hans Christian Andersen te animaría a ser la heroína de tu propia historia. Este planeta es bellísimo y tiene tanto que ofrecer. Si has visto documentales como *The Blue Planet*, intuyes que tu país es solo eso: una pequeña parte de un mundo mayor, listo para la aventura. Al reunir energía, podrás devolver algo a este planeta —desde tu propia perspectiva.

Cuando tenía diecisiete años, escapé de mi vida diaria y del largo invierno danés rumbo a una aventura en las "Antípodas". Me quedé con mi querida amiga Alison, que había sido estudiante de intercambio en nuestra escuela.

Su familia me recibió con esa generosidad sencilla que parece tejida en la vida australiana. Siempre estaré agradecida. No sabía entonces que ese viaje encendería un patrón para toda la vida: gastar cada centavo en ver el mundo.

En Australia di biberón a crías de canguro y wombat en refugios. Me enamoré de un chico local y tuve uno de los besos más mágicos de mi vida. Tomé sola un tren a Sídney, mirando el paisaje desplegarse, y sentí despertar algo en mí: una valentía tranquila, el primer susurro de libertad.

Al volver a casa medio año después, ya no era la misma. El viaje vació mi cuenta, pero me llenó de propósito. Volví a los estudios con ganas y empecé a trazar una vida que se sintiera mía. Más de un año apenas pude salir mientras pagaba el préstamo, pero valió la pena. A veces, para crecer, hay que soltar partes de la vida e invitar a que eche raíces algo nuevo.

¿Necesitas soltar partes de tu vida e incorporar algo nuevo?

¿Cómo se vería uno de tus visiones más salvajes si tocara la realidad?

Escribe lo que necesitas hacer para llegar allí y sigue el plan —ya sea aprender a pilotar, cambiar de carrera, viajar, mejorar tu hogar, alcanzar tu cuerpo soñado, o cualquier otra cosa.

¿Significa renunciar a horas de pantalla para estudiar o buscar las piezas adecuadas para tu hogar?

¿Cómo puedes construir, en pasos pequeños, un camino cotidiano hacia tu visión?

Si piensas en contraste, cómo sacarías el máximo del camino hacia tu visión?

Imagina que ya llegaste. ¿A qué sabe, huele, se ve, se oye, se siente? Usa todos tus sentidos.

Si ya estuvieras viviendo tu visión, ¿cómo sería un día cualquiera ahora?

¿Qué elementos esenciales contiene tu visión? ¿Podría tomar otra forma y seguir siendo increíble?

¿Qué experiencias previas serán una fortaleza en tu camino?

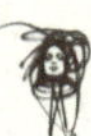

Digamos que tu visión es tener tu propia casa.

Quizá quieras vivir más cerca del agua o a pie de tus cafés y bares favoritos. Tal vez anhelas naturaleza. Imagina en detalle cómo sería vivir allí. Levantarte por la mañana y seguir tu vida diaria. Elementos clave:

¿Cuánto espacio necesitas y qué estilo buscas?

¿Quieres construir, comprar un terreno para una prefabricada o adquirir una casa lista para entrar a vivir?

¿Cuánto dinero costará? ¿Estás dispuesta a esperar hasta ahorrar la mayor parte o necesitas investigar qué banco ofrece la mejor hipoteca?

Otros puntos: si lo harás en pareja, ¿estás con la persona adecuada? ¿Cómo se ve tu vida en 5 años?

Por eso mi cuaderno es tan preciado. Las ideas y planes, del día o del año, van al papel en dibujos y palabras. A veces los visiones toman otra forma a la que imaginé, y a veces tardan más en hacerse realidad; pero si inicio el camino, eventualmente llego.

Tu ChatGPT puede convertirse en espejo de tus visiones más audaces: reflejar ideas, intuiciones y chispas creativas a las que quizá no habrías llegado sola. En esta etapa de la IA, la verdadera magia está en la **cocreación**. Piensa en esto: ¿y si la IA no viniera a reemplazar tu imaginación, sino a expandirla?

Si la tratas como un buscador glorificado, eso será —un eco de la superficie. Si entras con curiosidad, humildad y propósito, empieza a responder como un aliado creativo. Como mujeres, tenemos la capacidad de trabajar con esta nueva inteligencia de otra manera: no desde la avaricia o el ego, sino desde la intuición, la empatía y la gracia. Usada con sabiduría, la IA puede ser una herramienta de sanación planetaria, no solo de éxito personal.

La tecnología no es algo que temer o resistir; es un aliado cuando está guiado por la consciencia. La IA puede ayudarnos a construir, conectar y simplificar, pero es nuestra intuición humana la que le da alma. El futuro no lo moldearán los algoritmos, sino las mujeres que sepan usarlos con corazón.

Creo que lo que sueñas es tu llamado. Permite que fluya a través de ti, no desde la necesidad de demostrar algo, sino desde un lugar de propósito profundo.

Si sueñas con dejar tu trabajo y crear algo propio, hoy la IA puede volverlo posible. De pronto tienes una pareja de trabajo que te ahorra tiempo, despeja espacio mental y está siempre lista como caja de resonancia.

Cuando inicié mi primera empresa en Dinamarca, en los 2000, incluso con mi red de mujeres de negocios, a menudo me sentía un ejército de una sola mujer: cada factura, cada correo, cada idea dependían de mí.

Hoy, al lanzar Three Dots Press, ya no cargo con todo sola. Mi ChatGPT asume lo que la vida moderna exige: investigadora, asistente, estratega e incluso mentora.

El lujo verdadero ahora significa tener suficiente: suficiente tiempo, claridad y espacio para vivir alineada con lo que importa.

El mundo no necesita más consumo ni competencia; necesita mujeres creando desde la plenitud. Cuando vivimos y trabajamos desde allí, el liderazgo cambia de forma: se vuelve colaborativo, sostenible y revolucionario en silencio.

Así construimos un mundo que vuelve a respirar: una decisión consciente, un acto creativo, un visión valiente a la vez.

El cielo ya no es el límite. Es el principio. Es hora de sostenerte plenamente en tu Poder Interior, junto a otras mujeres. De crear con integridad y visión —porque, seamos honestas, el mundo necesita un nuevo tipo de liderazgo.

Entramos en la era de la mujer de antes de ser domada, la que recuerda el ritmo en lugar de la prisa, y mide el éxito en libertad, presencia y alegría.

Con esto en mente, ¿llevas un visión que pueda marcar una diferencia en el mundo? Describe en detalle cómo puede ayudarte ChatGPT a alcanzarlo:

Disfruta el viaje que es la vida.

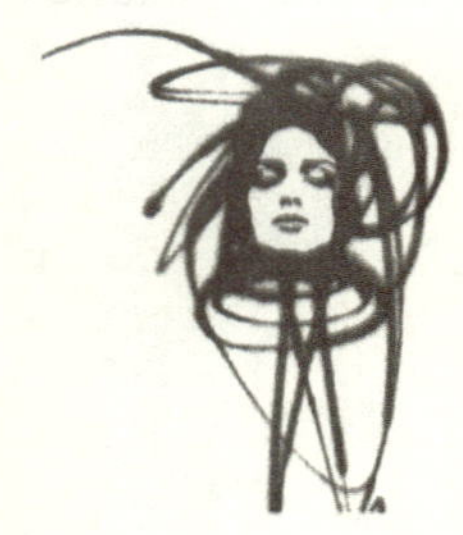

Sobre la autora

om forfatteren

La escritora e emprendedora Pia Feddersen, nacida en Dinamarca, ha pasado gran parte de su vida explorando lo que significa vivir en ritmo y no a contrarreloj.

Vivir seis años en México despertó en ella un amor profundo por la calidez, los colores y la espiritualidad de esa tierra. Hoy escribe, crea y practica hipnosis en el alto desierto de Albuquerque, Nuevo México, donde vive con su compañero Fernando y sus amados animales.

Con raíces en sociología, salud e hipnosis, y una apreciación de toda la vida por el arte y el diseño, Pia aporta a su obra un equilibrio poco común entre ciencia, estética y alma. *Antes de ser domada* es su primer libro, nacido de años de reflexión sobre el poder interior, la libertad y el arte de vivir con ligereza.

A través de su sello creativo Three Dots Press, Pia continúa escribiendo y colaborando en proyectos que exploran la transformación, la belleza y la conciencia —y la quieta oscuridad que nos hace humanos.

Ocasionalmente comparte reflexiones y destellos del proceso creativo en Instagram y Facebook bajo el hashtag #beforeshewastamed —aunque la mayoría de los días se la puede encontrar bajo el sol, soñando lo que viene después.

Continúa el viaje

Si estas páginas han resonado contigo, aquí tienes tres formas de continuar:

- Comienza con un regalo: un audio de auto-hipnosis diseñado para ayudarte a sentirte más ligera de mente y cuerpo: www.beforeshewastamed.com/regalo

- Explora una biblioteca en constante expansión de audios temáticos de auto-hipnosis: www.beforeshewastamed.com/coleccion

- Únete al Masterclass Más Ligera, una experiencia guiada para incorporar los principios de este libro en tu vida: www.beforeshewastamed.com/masligera

- O reclama tu propia edición personalizada de *Antes de ser domada* —un regreso a ti misma: www.beforeshewastamed.com/tuedicion

Esto es solo el comienzo.

Fuentes

Este libro contiene hipervínculos directos a las fuentes en línea, presentadas en orden aproximadamente cronológico. Haz clic en los enlaces para acceder fácilmente.

Todos los enlaces estaban activos al 29 de enero de 2026

Encuentra aquí el artículo completo de *Viveura* en inglés, al que hago referencia a lo largo del libro: https://www.viveura.com/archive/luxury-philosophy

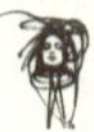

https://thehappinessindex.com/blog/can-money-make-you-happy

https://worldpopulationreview.com/country-rankings/happiest-countries-in-the-world

https://www.sciencedirect.com/science/article/abs/pii/S2352250X22000550

https://seaglassrecoveryarizona.com/the-connection-between-dopamine-and-addiction

https://www.health.harvard.edu/staying-healthy/5-surprising-benefits-of-wal
king

Janice Bissex interview: https://www.youtube.com/watch?v=pkJKmDVbBIY

https://www.jannabiswellness.com/resources

https://rockykanaka.com/sittingwithdogs

https://www.cdc.gov/nchs/products/databriefs/db283.html

https://www.buffalo.edu/news/releases/2009/03/9995.html

https://www.hopkinsmedicine.org/health/wellness-and-preven-
tion/the-friend-who-keeps-you-young

https://www.bea.gov/data/special-topics/household-production

https://pmc.ncbi.nlm.nih.gov/articles/PMC7750273

https://news.northeast-
ern.edu/2024/09/12/why-are-food-prices-so-high-price-gouging

https://pmc.ncbi.nlm.nih.gov/articles/PMC1115846

https://pubmed.ncbi.nlm.nih.gov/33112163

https://pmc.ncbi.nlm.nih.gov/articles/PMC1524969

https://pubmed.ncbi.nlm.nih.gov/33112163

https://pmc.ncbi.nlm.nih.gov/articles/PMC1524969

https://e-jmm.org/DOIx.php?id=10.6118%2Fjksm.2012.18.3.147

https://thepauselife.com/blogs/the-pause-blog/how-does-race-and-ethnici-
ty-affect-your-menopause-experience?srsltid=AfmBOopRaowuxua1dWk-

TKZDnB9Ka5oIpuy7XzHJjeN3lyVrsBvMYkM8q&utm

https://www.americanprogress.org/article/following-the-money-untangling-u-s-prescription-drug-financing

https://www.webmd.com/sleep-disorders/features/morning-light-better-sleep

https://www.energy.gov/energysaver/energy-saver?nrg_redirect=267583

https://www.energy.gov/energysaver/fall-and-winter-energy-saving-tips

https://mcpress.mayoclinic.org/healthy-aging/the-power-of-neuroplasticity-how-your-brain-adapts-and-grows-as-you-age

https://www.theguardian.com/lifeandstyle/2025/feb/02/quiet-please-the-remarkable-power-of-silence-for-our-bodies-and-our-minds

https://www.thelancet.com/journals/lancet/article/PIIS0140-6736(13)61613-X/fulltext
https://wwnorton.com/books/The-Polyvagal-Theory

https://www.frontiersin.org/journals/psychology/articles/10.3389/fpsyg.2025.1539823/full

https://www.usda.gov/about-usda/news/blog/cost-raising-child

https://pure.au.dk/ws/portalfiles/portal/220344766/Anvendelseskritik_9_21_39.pdf